U0304576

表观遗传机制与消化道肿瘤诊疗

贾建桃 ◎著

 黑龙江科学技术出版社

图书在版编目（CIP）数据

表观遗传机制与消化道肿瘤诊疗 / 贾建桃著 . -- 哈
尔滨 : 黑龙江科学技术出版社 , 2022.6（2023.1 重印）
ISBN 978-7-5719-1391-5

Ⅰ . ①表… Ⅱ . ①贾… Ⅲ . ①表观遗传学－应用－消
化系肿瘤－诊疗 Ⅳ . ① R735

中国版本图书馆 CIP 数据核字 (2022) 第 079165 号

表观遗传机制与消化道肿瘤诊疗

BIAOGUAN YICHUAN JIZHI YU XIAOHUADAO ZHONGLIU ZHENLIAO

作　　者　贾建桃
责任编辑　陈元长
封面设计　张顺霞
出　　版　黑龙江科学技术出版社
　　　　　地址：哈尔滨市南岗区公安街 70-2 号　邮编：150007
　　　　　电话：（0451）53642106　传真：（0451）53642143
　　　　　网址：www.lkcbs.cn
发　　行　全国新华书店
印　　刷　三河市元兴印务有限公司
开　　本　710mm×1000mm　1/16
印　　张　9
字　　数　171 千字
版　　次　2022 年 6 月第 1 版
印　　次　2023 年 1 月第 2 次印刷
书　　号　ISBN 978-7-5719-1391-5
定　　价　45.00 元

前 言

foreword

随着人类基因组研究的不断深入，遗传学家发现，在基因组中除了 DNA 序列和 RNA 序列，还有许多调控基因的信息，它们本身虽然不改变基因的序列，但是可以通过基因修饰、蛋白质与蛋白质、DNA 与其他分子的相互作用，影响和调节遗传基因的功能和特性。肿瘤的病因及发病机制较为复杂，因此应利用表观遗传学技术，以不改变基因密码本身而影响 DNA 的辅助分子和调控机制的方式，来关闭肿瘤细胞中高度活化的异常基因，为肿瘤的诊治提供新的方法和手段。

鉴于此，笔者撰写了《表观遗传机制与消化道肿瘤诊疗》一书。在内容编排上共设置五章：第一章是表观遗传的理论基础，内容包括表观遗传的认知、来自表观遗传的挑战、表观遗传的研究方法及其运用、表观遗传的发展趋势与展望；第二章是表观遗传的调控机制，内容包括 DNA 甲基化、组蛋白修饰、染色质重塑、非编码 RNA；第三章论述表观遗传的现象、环境及其治疗，内容包括表观遗传的现象、表观遗传的环境分析、表观遗传的治疗技术；第四章分析表观遗传与肿瘤的发生及诊疗，内容包括表观遗传与肿瘤发生的机制、表观遗传与肿瘤的诊断及治疗、消化道肿瘤中表观遗传修饰与防治；第五章是表观遗传与消化道肿瘤诊疗的实践研究，内容包括表观遗传与食管癌的诊疗策略、表观遗传与胃癌的临床应用、表观遗传与肝癌的诊疗技术、表观遗传与结直肠癌的治疗措施。

本书内容翔实，通俗易懂，理论结构合理，本着务实、求新与开拓的精神，在总结、研究、提炼的基础上，既有表观遗传的理论基础、调控机制等相关知识的介绍，又有表观遗传与食管癌、胃癌、肝癌、结直肠癌诊疗的具体实践探讨，力求从理论和实践结合的角度，为推动表观遗传的创新与发展提供参考和借鉴。

笔者在撰写本书的过程中，得到了许多专家学者的帮助和指导，在此表示诚挚的谢意。由于笔者水平有限，加之时间仓促，书中所涉及的内容难免有疏漏之处，希望各位读者多提宝贵意见，以便笔者进一步修改，使之更加完善。

目 录

Contents

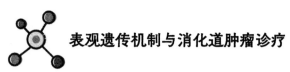

第一章 表观遗传的理论基础

第一节 表观遗传的认知

一、表观遗传学

经典遗传学认为遗传的分子基础是核酸，生命的遗传信息储存在核酸的碱基序列上，碱基序列的改变会引起生物体表型的改变，而且这种改变可以从上一代传递到下一代。然而，现代生物（包括人类在内）从祖先基因组中所获得的生长、发育和进化信息并不仅仅是基因序列。在基因的脱氧核糖核酸（DNA）序列不发生变化的条件下，基因表达发生的改变也是可以遗传的，从而导致可遗传的表型变化，这种表型变化因为没有直接涉及基因的序列信息，是"表观"的，所以被称为表观遗传修饰。由此，遗传学的研究又开辟了一个新的领域——表观遗传学。

生物遗传信息储存于 DNA 序列中，传统遗传学研究基于 DNA 序列改变所致的基因表达水平的变化，如基因突变、杂合性丢失和微卫星不稳定性等。但是，在基因组中除 DNA 和核糖核酸（RNA）序列外，还存在许多调控基因的信息。这些信息虽然不改变基因序列，却可以通过基因修饰、蛋白质与蛋白质、DNA 与其他分子的相互作用，影响和调节遗传基因的功能和特性，并且能够通过发育和细胞增殖来稳定传递这些功能特性，这就是表观遗传。表观遗传学是指在基因的 DNA 序列不发生改变的情况下，基因的表达水平与功能发生改变，并产生可遗传表型的遗传学分支学科。

表观遗传具有三个主要特征：①可遗传性；②可逆性；③ DNA 不变。表观遗传的主要观点是，有机体的大部分性状是由 DNA 序列中的编码链传递的，但是 DNA 序列以外的化学标记编码的表观遗传密码，对于有机体的健康及表型特征，同样也有深刻的影响。

从根本上而言，表观遗传是环境因素与细胞内的遗传物质发生交互作用的结果。对于生物个体而言，遗传学信息提供了合成包括表观遗传修饰在内的各种蛋白质的蓝图，而表观遗传学信息调控着适当的一组表达基因及其表达的程度，即表观遗传学信息提供何时、何地和如何应用遗传学信息的指令。在整个生命过程中，表观遗传学信息能在不改变 DNA 序列的情况下对激素、生长因子等调节分子传递的环境信息作出反应。因此，遗传学和表观遗传学既相互区别又相辅相成，共同确保生命体的正常功能。

生物界存在许多遗传学难以解释的现象，如人体内的所有细胞都携带着相同的基因组，但不同的组织器官却表现出不同的生物功能。又如，同卵双生分享相同的遗传基因组，却能够表现出表型上的差异或对疾病具有不同的易感性。再如，肿瘤研究中发现某些基因不表达可以导致肿瘤的发生或加速肿瘤恶化，有些基因不表达属于基因突变的结果，但一些基因没改变却莫名其妙地不表达了。此外，环境、饮食等外在因素也可以改变人体或其他生物的外在表型，甚至可以遗传。这些反常现象长期困扰着遗传学家，并提示需要理论突破和创新。

人类基因组计划的完成，不仅没能很好地解答这些困惑，反而提出了新的问题。例如：为何人与猿的编码链仅差 1%，而两者的表型差异如此之大；人类基因组中含有 30 亿个碱基对，但仅用 1% 的碱基对编码 25 000 个基因，其余的碱基对是否是无用的；等等。这些问题都是在后基因组时代迫切需要解决的问题。

1939 年，表观遗传学（epigenetics）这一术语被提出。1941 年，第一种表观遗传学现象——位置效应被发现，即因为基因周边基因组环境的改变，引发基因可逆的失活。位置效应通常是由于处在有转录活性常染色质区的基因，移近至无转录活性异染色质（HC）区的结果。这种因基因位置改变引发的基因失活，在相同遗传背景的细胞群体中产生不同的表型，状如花斑。

1942 年，现代表观遗传学的概念被提出，现代表观遗传学认为基因型通过一些"偶然的、不确定的机制"决定了不同的表型。1987 年，遗传学家确定可以在两个层面上研究高等生物的基因属性：第一个层面是基因的世代间传递的规律，这属于遗传学；第二个层面是生物从受精卵到成体的发育过程中基因活性变化的规律，这属于表观遗传学。1994 年，遗传学家发现基因活性的变化不仅发生在发育过程中，也发生在生物体已分化的细胞中，基因活性的某种变化可以通过有丝分裂的细胞遗传下去。

2007 年，C. D. 艾利斯（C. D. Allis）在其所著的 *Epigenetics* 一书中，对表观遗传提出了两种定义：一种定义是与 DNA 突变无关的可遗传的表型变化；另一种定义是由染色质调节的基因转录水平的变化，这种变化不涉及 DNA 序列的改变。2008 年，冷泉港亚洲会议（CSHA）达成了关于表观遗传学的共识，即"表观遗传是由染色体的改变引起的稳定的可遗传的表型，而非DNA序列的改变"。2013年，美国国立卫生研究院（NIH）根据表观遗传学研究方面的外延，认为表观遗传学既包括细胞或个体基因活性和表达的遗传变化，也包括在细胞转录潜在水平上稳定、长期且没有遗传的变化。表观遗传学发展至今，我国对其的研究也在不断深入，而且会定期举行相关研究大会。例如，2021年度表观遗传与染色质生物学大会就在吉林长春召开。

二、表观基因组学

表观基因组学旨在研究调节基因表达的关键性功能性元件及其相互作用。表观基因组学可以提供关于DNA甲基化和组蛋白甲基化修饰的分布模式，以及染色体非邻近片段之间相互作用的信息。表观基因组学研究的内容也包括对于启动子及增强子等基因调控元件的研究。表观遗传修饰对某一基因在哪种类型细胞中表达及何时表达起着至关重要的作用，表观基因组学也为癌症和其他复杂疾病打开了新的研究思路。2009年，美国索尔克生物研究所公布了首张人类表观基因组图谱，研究人员利用功能强大的计算机和新技术绘制了两张人类细胞的表观基因组图谱，它们分别为胚胎干细胞和胎儿成纤维细胞。

2015年2月，*Nature*杂志发布了第一张包含100多种人类细胞和组织的表观基因组综合图谱，这一图谱是表观基因组学路线图计划数百名参与者数年研究工作的成果。这项研究所研究的人体组织和细胞包括大脑、心脏、肌肉、胃肠消化道、脂肪、皮肤、生殖系统，以及免疫细胞、胚胎干细胞、诱导多能干细胞等。表观基因组学路线图计划产生的表观基因组综合图谱，提供了127种在人体组织或细胞中控制基因表达的调控元件的信息。这是迄今为止最全面的人类表观基因组图谱，不仅对人类生物学具有重要的意义，而且对人类疾病的研究也具有极大的价值，如对自身免疫病、阿尔茨海默病和癌症等的研究。

尽管个体的基因组在每个细胞中都是相同的，但表观基因组却存在差异，它们与细胞实际利用的基因密切相关。DNA甲基化并不会改变个体的遗传基因序列，但其对人类机体的发育和健康却至关重要。2015年6月，美国索尔克生物研究所的研究人员构建了来自不同性别、不同年龄段的个体捐赠者的十多种不同器官最全面的表观基因组图谱，并且对其甲基化特性进行了绘制，并发现表现甲基化的许多区域并没有像人们所想的那样位于某个启动子区，或是位于启动子的上游。过去人们认为启动子或其上游是基因表达的开始部位，但研究者却发现和基因转录相关的甲基化往往发生在启动子的下游。此外，一些器官彼此之间在全基因组甲基化程度上存在广泛差异：胰腺的甲基化水平异常低，而胸腺则呈高水平甲基化。

DNA元件百科全书（ENCODE）计划等人类表观基因组计划，重点研究正常细胞和组织的表观基因组图谱，但疾病的表观基因组计划进展缓慢。面向临床应用的、高效的和特异的表观基因组测序和分析技术，是表观基因组学的研究发展方向。2016年，中国国家重点研发计划"精准医学研究"中启动了表观基因组学检测技术研发与临床应用研究计划，由中国科学院北京基因组研究所牵头，联合北京大学、清华大学、复旦大学、郑州大学和中国科学院生态环境研究中心，对含量低的核酸化学修饰、新型核酸化学修饰及实现痕量甚至单细胞样本的表观基因组测序技术进行研发，获得具有自主知识产权的，面向临床应用 DNA 甲基化、RNA 甲基化及组蛋白修饰的测序新技术，开发配套试剂和分析软件，利用这些新技术绘制小鼠和人类胚胎发育各阶段及乳腺癌、肝癌等恶性肿瘤的细胞和组织表观基因组图谱，提供国际通用的和临床可参考的表观基因组图谱，有效整合并共享多维表观基因组学大数据，为解析我国疾病发生的精准表观遗传可塑性机制提供前提条件和核心基础。

当前，随着表观基因组学研究的不断深入，各个国家都会举行相关的研讨会。例如，2019年5月，安诺优达生命科学研究院联合上海交通大学医学院共同举办"表观遗传学与前沿基因组学技术研讨会"，以"单细胞和三维基因组学技术"为探讨对象，专家学者共同分享两大技术在相关研究领域的最新前沿动态。

表观基因组计划的研究让我们比较和分析了健康人和患者的细胞的基因组和表观基因组的变化，这对于检测和理解多因素复杂疾病的关键驱动因素和特征具有重要意义。需要注意的是，尽管表观基因组学路线图计划已经取得了里程碑式的成果，但是一百多种细胞的表观基因组对于完整的表观基因组来说还仅仅是一个开始，国际人类表观基因组学联盟（IHEC）计划针对人体的每一种细胞类型（几百到上千个）进行表观基因组学研究。同时，每一种细胞类型都需要分析多个个体，以评估基因变异对细胞类型特异性表观基因组变化的影响。相信随着表观基因组学研究的不断深入，表观基因组学的研究成果将有助于人类理解基因表达调控，以及正常和疾病状态下不同基因相互作用的关系，进而为肿瘤等疾病的深入研究提供新的理论依据，还可为药物研发挖掘新的靶标。①

---

① 邢同京. 表观遗传与消化道肿瘤 [M]. 北京：科学技术文献出版社，2018：1-6.

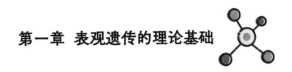

第二节　来自表观遗传的挑战

一、表观遗传对基因分子的挑战

表观遗传对基因决定论的直接挑战是遗传不仅仅是基因在代系间的传递。因此，现有的基因遗传理论已不再适用，关于遗传的定义和理论必须重新定义和考虑。尽管表观遗传现象在单细胞生物中广泛存在，但目前的证据并不能证明其在多细胞生物中也广泛存在。如果多数多细胞生物的适应性性状并非以表观遗传的形式传递，那么基因遗传仍然是最主要的遗传机制。新达尔文学说作为一个包含无数生物现象的理论，在理论构建时忽略了某些少数现象。但这个理论在如此庞大的表观遗传的经验证据面前，并不令人信服，原因在于：虽然目前的证据无法证明表观遗传普遍作用于多细胞生物的适应性性状的遗传，但是也没有证据证明它们不起作用。换言之，即使表观遗传并非普遍现象，但其存在的这个事实本身，足以引起关于遗传学概念及其在进化论中的角色的讨论，即足以构成理论反思的条件——遗传学和进化论该如何解释表观遗传现象。

二、表观遗传对基因表型的挑战

表观遗传的存在也挑战了基因决定论的第二条，即基因型并不完全决定表型。排除极端的基因决定论，基因决定论第二条的正确解读：绝大多数适应性性状的差异是由基因差异引起的，但表型可塑性和表观遗传的结合提供了一种由非基因差异引起表型差异的可能机制。当某个环境因素变化时，生物个体可通过表型可塑性产生不同表型。根据表型可塑性的定义，即同一种基因型的个体在不同的环境条件下可产生不同的表型，此种表型变化不是由基因差异造成的，因此只能由特定表观遗传修饰的改变引起。若该表观遗传修饰可通过表观遗传传递给后代，并且表现出相同的表型变化，那么这个新表型就被表观遗传所固定。在此类情况下，新表型和原有表型的差异不是由基因决定的，而是由不同的表观遗传修饰决定的。

举例而言，在进行果蝇的毒性实验时，实验者在果蝇发育的环境中加入了不同浓度的毒性化学物质，这些化学物质通常不在果蝇的自然环境中出现。另外，毒性化学物质的变化可导致果蝇的发育路径发生改变，使之产生新的表型，而新表型的产生源于某些基因片段的表达抑制，这种基因表达抑制是由表观遗传修饰的改变引起的，这就是由表型可塑性产生新表型的现象。不仅如此，某些新表型可通过表观遗传在后代中持续产生。

果蝇毒性实验说明，环境变化诱导的新表型可通过表观遗传传递给后代，即表型差异可以由表观遗传修饰决定。从群体层面而言，特定的环境变化可通过表观遗传改变群体中某些个体的表型，该过程不涉及 DNA 序列的改变。因此，决定群体中表型构成的不仅有基因型频率，还有表观型修饰的频率，即基因型不一定决定表型。若此种现象普遍存在，那么进化论的第一条"新的变异来自随机的基因突变"也不再成立。因为除了随机的基因突变，新表型可以由非基因突变，即表观遗传修饰的改变产生。由于表观遗传修饰依赖特定的环境变化，因此表观遗传修饰是一个非随机的过程。

三、表观遗传对基因型频率的挑战

表型可塑性与表观遗传的结合提供了一种不依赖基因型频率的表型变异机制，因此群体中基因型频率的变化不足以解释群体中表型的变化，这便挑战了基因决定论的第三条"进化是群体中基因型频率的改变"。

新达尔文学说中的基因决定论将进化过程定义为群体中基因型频率的改变，这种观点显得过于狭隘，因为该定义并不包含其他可遗传变异来源。所谓的其他可遗传变异来源指新的表观遗传修饰的遗传。假设新表型具有与原表型不同的适应度，那么基于自然选择的进化便可以发生。

表型可塑性的定义：一个特定的基因在不同的环境下表现出不同表型的现象。根据定义，表型可塑性不能通过基因突变或基因遗传得到，表观遗传则为表型可塑性提供了确切的遗传机制，这一结合的结果有以下两个方面。

第一，表型可塑性与发育的亲密关系，进一步拉近了表观遗传和发育的距离。表型可塑性的基础是生物个体的发育机制，在这个意义上，表观遗传的存在强化了发育进化论和生态位构建的支持者对于发育在进化论中的"去黑匣子化"的诉求，并且弱化了恩斯特·瓦尔特·迈尔（Emst Walter Mayr）对近因和远因（发育和进化）的区分。在加入表观遗传的讨论之前，发育过程产生的新表型如何传递的问题一直无法得到解决，即无法提供支持发育的"去黑匣子化"的遗传机制，而表观遗传填补了这个空白，提供了发育和进化之间联系的关键。

第二，表型可塑性和基因顺应的联系，使表观遗传与基因遗传从机制上连接起来。基因顺应是指当由表型可塑性产生的新表型具有高适应度时，自然选择可能会选择保留那些能直接产生该表型的基因，使得本来基于表观遗传的新表型的遗传由基因遗传实现。

关于表型可塑性和基因顺应的联系，可设想对于一个具有表型可塑性能力的生物，若某一特定环境长期出现，基于表型可塑性，该生物将长期呈现能回应这一环境的表型。通过长期的自然选择，该生物群体更有可能保留能够直接作出回应的基因，从而使恢复到特殊环境产生之前的表型的基因淘汰。自然选择保留直接产生新表型基因的现象被称为"基因顺应"或"遗传顺应"。在上述设想过程中，表型可塑性的发生先于自然选择的发生，表型可塑性是自然选择的铺垫，为自然选择提供了新的可遗传的表型。不仅如此，针对上述过程，自然选择不足以解释适应性表型的由来，环境变化和表型可塑性也需要被纳入上述过程的进化解释中。这意味着表型可塑性还否定了进化论的第三条：自然选择是适应性的唯一来源。可见，原本由表观遗传固定的新表型的遗传最终被基因遗传接手，表观遗传充当了表型可塑性和基因顺应的媒介。

综上所述，表观遗传的存在全面质疑了基因决定论的三个论断：遗传是基因在代系间的传递；基因型决定表型；进化是群体中基因型频率的改变。[1]

第三节 表观遗传的研究方法及其运用

当前，人们越来越认识到表观遗传在基因表达调控方面的重要性，并开发出一系列检测表观遗传修饰的方法，尤其是 DNA 甲基化和组蛋白修饰的检测方法取得了较大进展。一方面，检测方法的灵敏度和特异性都在不断提高；另一方面，表观遗传修饰的检测正在逐步从定性检测向定量分析方向发展，从个别位点向高通量检测发展。

一、表观遗传研究的方法

表观遗传研究的方法包括 DNA 甲基化、组蛋白修饰等，下面以组蛋白修饰为例进行阐述。

组蛋白修饰的方式较多，包括甲基化、乙酰化、磷酸化、泛素化等。但组蛋白修饰的研究方法较少，目前最常用的为染色质免疫沉淀（ChIP）。染色质免疫沉淀是研究人体内蛋白质与 DNA 的相互作用的一种技术。它的基本原理是在活细胞状态下固定蛋白质 -DNA 复合物，通过超声波或酶处理将染色质随机切断为一定长度范围内的染色质小片段，再通过免疫学方法沉淀此复合体，特异性地富集与目的蛋白质结合的 DNA 片段，并通过对目的片段的纯化与检测，获得蛋白质与 DNA 相互作用的信息。染色质免疫沉淀技术一般包

---

① 陆俏颖 . 遗传、基因和进化 [D] . 广州：中山大学，2016：47-51 .

括细胞固定、染色质断裂、染色质免疫沉淀、交联反应的逆转、DNA 的纯化及 DNA 的鉴定。

ChIP 不仅可以检测人体内反式作用因子与 DNA 的动态作用，还可以用来研究组蛋白的各种共价修饰与基因表达的关系。ChIP 与其他方法的结合扩大了其应用范围：① ChIP 与基因芯片相结合建立的染色质免疫沉淀芯片（ChIP chip）已广泛应用于特定反式作用因子靶基因的高通量筛选；② ChIP 与体内足迹法相结合，用于寻找反式作用因子的体内结合位点；③ RNA-ChIP 用于研究 RNA 在基因表达调控中的作用。染色质免疫沉淀芯片和染色质免疫沉淀测序（ChIP-seq）是目前检测组蛋白修饰最常用的方法。

（一）染色质免疫沉淀芯片

ChIP chip 是将 ChIP 与基因芯片结合，在全基因组或基因组较大的区域高通量分析 DNA 结合位点或组蛋白修饰的方法，该技术获得的信息量主要取决于芯片的探针密度、分辨率与覆盖度。探针密度指基因芯片表面固定的 DNA 探针的数量。分辨率指设计基因芯片时两个相邻探针的 DNA 序列在基因组上相隔的距离，分辨率越高，相邻探针之间的距离越短。覆盖度指固定在基因芯片上的 DNA 序列占基因组全序列的比例。

ChIP chip 技术的基本流程：首先，通过染色质免疫沉淀技术富集组蛋白修饰的 DNA 片段；其次，加上通用接头进行聚合酶链式反应（PCR）扩增，在扩增过程中引入荧光基团，由于富集的片段长短不同，所以扩增效率不同，通过控制循环数来减少偏好性；最后，将扩增的片段与设计的芯片杂交。杂交可通过两种方法：一是单杂交法，对照组（未经免疫沉淀富集的基因组 DNA）与试验组分别与芯片杂交，然后对比；二是双色竞争法，用另一种颜色的荧光标记对照组，对照组和试验组同时与设计的芯片竞争性杂交，通过对比两种信号的强弱得出该位点的修饰程度。

（二）染色质免疫沉淀测序

ChIP-seq 是将 ChIP 与高通量测序技术相结合，在全基因组范围内检测组蛋白修饰的高通量方法，可以应用于任何物种，并能确切得到每一个片段的序列信息。ChIP-seq 技术的基本流程：通过 ChIP 富集目的片段，纯化后加上通用接头进行 PCR 扩增，最后加测序接头进行测序。目前，该技术比较成熟，通量也在不断提高，成本随着新一代测序技术的出现和发展逐步降低，ChIP 和高通量测序技术的结合越来越广泛地应用到 DNA 与组蛋白分析中。

ChIP-seq 技术的主要困难在于测序完成后对海量数据的分析，并且各个环节的差别（如 DNA 质量、获取的片段长短不同导致的扩增效率差异，基因组的重复程度及测序和序列比对过程中的错误）都会引起系统误差，造成假阳性。

（三）染色质免疫沉淀结合外切核酸酶技术

尽管通过 ChIP chip 技术和 ChIP-seq 技术能够得到许多重要的信息，但这两种方法仍然具有局限性。标准的 ChIP 技术应用声波将染色质片段化,产生了这些片段的异质性混合物。作为使用声波处理的 ChIP-seq 方法中的一个标准过程,文库制备期间对 200 ~ 400 bp 片段的大小选择使这个问题更加复杂。多数 ChIP-seq 文库以单末端模式进行测序,这种模式只有每个 DNA 片段的一个末端被测序,所得到的短序列读取被计算延伸至接近每个被测序片段的大小。总之,这些问题降低了 ChIP-seq 技术的分辨率。为了提高 ChIP-seq 技术的分辨率,人们引入了染色质免疫沉淀结合外切核酸酶(ChIP-exo)的技术。

ChIP-exo 技术要在 λ 外切核酸酶处理后进行一种标准的 ChIP 测序。λ 外切核酸酶可以沿着每条 DNA 链上结合蛋白的 5' 端降解一定数量的碱基,其结果是在离外切核酸酶不可降解的蛋白质一定距离处产生 5' 端屏障,使得屏障的 3' 端序列保持完整。在进行了特异化测序文库制备和单末端高通量测序之后,在基因组中对读取序列的 5' 端进行作图,高度精确地界定 DNA- 蛋白交联所产生的 5' 端屏障,峰值代表了蛋白质结合的位置,结合蛋白的每边都有一个峰值。通过对外切核酸酶切割边界的精确作图,ChIP-exo 解决了单末端 ChIP-seq 技术存在的分辨率有限的问题。

ChIP-exo 技术解决了常规 ChIP-seq 技术的缺陷,外切核酸酶保护边界的精确作图实现了对结合蛋白序列的碱基对的鉴定,而标准的 ChIP 技术只能得到结合蛋白序列的近似值。而且,未结合 DNA 对 ChIP 的污染增加了误差。例如:高富集污染序列导致假阳性;蛋白质对结合位点的结合不足则导致假阴性。外切核酸酶处理去除了未结合 DNA,降低了 ChIP 实验的误差,实现了对 DNA 序列与转录因子结合分布之间关系的深度分析,有助于探讨 DNA 序列与转录因子之间复杂的相互作用在基因组调控中的作用机制。

(四)组蛋白泛素化和类泛素化修饰研究技术

在组蛋白(H2B)泛素化和类泛素化的研究中,至今没有针对这种组蛋白修饰的特异性抗体,虽然有 H2B 泛素化多克隆抗体,但没有商用。例如,贝格尔实验室尝试用分支肽开发 H2B 类泛素化抗体但未获得成功,而且两种修饰在原生质细胞萃取物中不稳定且易被降解。所以,必须开发独特的方法用于组蛋白泛素化和类泛素化分析,目前已有利用组蛋白、泛素上含有抗原决定簇的独特酵母菌株研究组蛋白泛素化和类泛素化的报道。

除上述方法外,表观遗传的研究方法还有高效液相色谱法(HPLC)等,每种方法都有其优势,同时也有其局限性。对于研究者而言,面对具体问题选择合适的研究方法显得尤为重要,应针对不同的研究目的选取敏感、可靠、经济、简便的方法。此外,研究者可将各种甲基化检测技术与其他技术相结合,以扬长避短,从而满足不同研究的要求,获得理想的实验结果。随着研究的不断深入和分子生物学技术的飞速发展,必将涌现出更多、更完善的研究方法,从而为表观遗传学及表观基因组学的发展提供强有力的技术支持。

二、表观遗传研究的运用

表观遗传研究可以用于很多方面，如重大疾病发生发展中的表观遗传修饰、基于表观遗传机制的生物技术和药物研究等。下面以重大疾病发生发展中的表观遗传与肿瘤为例进行阐述。

肿瘤的发生与抑癌基因沉默、癌基因激活、DNA 损伤修复缺陷等机制密切相关。当前通过大量的 DNA 甲基化研究可以发现，多种肿瘤的癌细胞存在异常的 DNA 甲基化行为，包括整个基因组的低甲基化和某些抑癌基因及修复基因等的高甲基化共同调控着肿瘤的发生发展。基因组 DNA 的低甲基化与肿瘤的因果关系不明显，对于其是肿瘤发生的起始因素，还是肿瘤发展中的促进维持因素，目前仍存有争论。

另外，基因组 DNA 低甲基化多发生在转移性前列腺癌中，且与染色体的不稳定性相关。癌症相关基因启动子区及其附近 CpG 岛（CpG island）的异常高甲基化是癌症发生发展的重要因素。目前已经发现了许多在肿瘤中由高甲基化导致表观沉默的基因，包括 DNA 修复基因（MGMT、hMLH1、hMLH2、BRCA1 等）、细胞周期调控相关基因 [周期蛋白（cyclin）D1、cyclinD2、Rb、p16、p53、p73 等]、信号转导相关基因（RASSF1、LKB1/STK11 等）、凋亡相关基因（DAPK、CASP8 等）等。

对人类 12 种肿瘤的 70 个肿瘤细胞系中 15 个基因的启动子甲基化状态进行系统分析，每种肿瘤至少有 1 个基因的启动子区发生高甲基化，而且这些基因启动子甲基化具有肿瘤特异性。例如：结直肠癌细胞系中经常出现组织金属蛋白酶抑制物 TIMP-3 及 DNA 修复基因 hMLH1 的高甲基化，CDH1 基因启动子甲基化则与乳腺癌有关的组蛋白异常修饰及肿瘤的发生发展密切相关。目前的研究主要集中于组蛋白 H3、H4 的乙酰化和甲基化修饰。

需要注意的是，肿瘤细胞的组蛋白大多呈现低乙酰化和高甲基化状态，能够活化组蛋白的修饰和启动基因的表达，而抑制组蛋白活性的修饰可引起相关基因的沉默。人们在对胃癌的研究中发现，组蛋白 H3 的第 9 位赖氨酸残基高甲基化及组蛋白 H3 的低乙酰化导致与抑癌基因 Runx 相关的转录因子 3 基因的表达抑制。另外，组蛋白甲基化水平的变化受精氨酸甲基化酶（PRMTs）水平的调控。组蛋白修饰相关酶的功能紊乱也可能与肿瘤的发生发展有关，组蛋白脱乙酰酶结合错误的启动子区进而抑制功能基因的转录可能是肿瘤发生的机制之一。

总而言之，研究肿瘤形成过程中发生的表观改变，对肿瘤的发生机制、早期诊断及预防治疗大有裨益，DNA 的高甲基化是肿瘤发生的早期事件，高灵敏度的甲基化状态检测技术对肿瘤的早期诊断颇有意义。研究结直肠腺瘤性息肉病基因启动子甲基化发现，DNA 甲基化对恶性肿瘤的转移和预后监测也具有一定的指导意义。

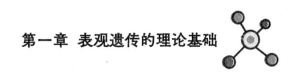

第四节 表观遗传的发展趋势与展望

一、表观遗传的发展趋势

当前国际上表观遗传研究领域的发展态势，可以概括为以下几个方面。

第一，表观遗传调控基因表达机理的研究。注重不同表观遗传修饰和调控因子之间的相互作用和调控，同时关注表观遗传修饰因子除酶促反应外的基因表达调控方式，注重研究细胞利用表观遗传调控机制响应细胞内外环境变化的机理。目前的研究对多数表观遗传修饰酶的催化过程与分子机理基本清楚，深入研究表观遗传因子的调控机制，有助于理解基因表达为何具有高度的时空特异性，其作用又为何呈现复杂的动态变化。

第二，新型表观遗传修饰、修饰酶与识别蛋白的发现、鉴定与功能的研究。注重生物化学与结构生物学的交叉研究，解析表观遗传修饰酶及修饰识别蛋白的作用机制。

第三，表观遗传信息建立和维持机制的研究。注重与发育生物学和系统生物学的交叉研究，研究不同模式生物中表观遗传信息跨世代继承的载体和机制，注重区分不同要素对于建立和维持表观遗传信息的贡献和调控机理，研究细胞建立和维持时空特异性的表观遗传信息的分子机制。

第四，表观遗传调控生殖和发育的研究。注重研究表观遗传修饰在这些过程中建立、维持及动态变化的机理，注重表观遗传因子整合信号转导通路、调控细胞分化的分子机制。

第五，表观遗传调控细胞编程与重编程分子机制的研究。注重与遗传学和生物信息学的交叉研究，从系统生物学的角度研究细胞在发生变化的过程中染色质修饰和高级结构的动态变化与调控机理，注重研究在这些过程中细胞变化非均一性的机理，注重通过调控表观遗传因子来提高体外细胞重编程的效率。

第六，染色质高级结构和细胞核内亚组织结构的研究。注重与物理学和计算生物学的交叉研究，特别是注重开发新技术研究染色质高级结构的组成形式和动态变化，注重研究染色质高级结构组成的一般性原则。

第七，表观遗传信息网络的起源与进化的研究。注重与生物信息学的交叉研究，构建不同物种胚胎早期发育过程中的表观遗传组学图谱，研究表观遗传信息遗传进化的规律。

第八，表观遗传调控相关的肿瘤、神经退行性变性疾病等重大疾病的研究。注重与化学生物学的交叉研究，注重表观遗传因子参与疾病发生发展及恶化的调控机理，开发靶向表观遗传因子的潜在的小分子化合药物。

二、表观遗传学的发展展望

表观遗传学自 20 世纪 80 年代末期兴起，发展至今，随着技术手段的进步，这一新兴学科呈现出前所未有的快速发展态势。越来越多的生物物理学家、发育生物学家、化学家、生物信息学家与遗传学家一起投身于表观遗传学的探索当中，研究者着眼国际学科前沿和发展动态，及时将相关学科的最新研究思想和技术手段应用到表观遗传学的研究中，极大提高了人们对表观遗传体系的全面认识。当前，我国学者在表观遗传学的分子基础及细胞重编程理论创新领域取得了长足的进步，为实现我国表观遗传学研究的全面跨越式发展作出了突出贡献。

当前，细胞重编程研究正处于快速发展的时期，在很多方向上都出现了原理和技术上的重大突破，热点层出不穷，变化日新月异，除山中因子（OSKM）外，科学家已经找到了更多的多能性重编程因子，如 Nanog、PRDM14、SALL4、Esrrb、Utf、Tet2、GLISI 等。为了防止这些外源性基因整合入目标细胞的基因组，提高系统的安全性，科学家在利用非病毒载体、RNA、穿膜蛋白及化学小分子实现体细胞重编程和细胞转分化方面，也取得了长足的进步。同时，细胞重编程过程中的表观遗传学研究进展非常迅速，灵长类体细胞核移植的成功正是借助了表观遗传因子的使用。

然而，现有的研究大多集中于关键因子的发现和功能验证，相关学者对重编程细胞中染色体动态、细胞表观遗传组学变化及其调控转录组变化、决定细胞命运转变的机制等依然知之甚少。在这一大背景下，我国科学家应该抓住机遇，继续发挥学科交叉的优势，将在研究生命大分子结构和单细胞组学、基因编辑过程中所积累的技术、策略和经验应用到细胞重编程和表观遗传学研究中，紧盯生命科学的前沿问题，发展新技术、新方法，推动表观遗传学研究从单分子走向多分子，从单一类型修饰走向多种类型修饰，从定性走向定量，从简单体系走向复杂体系，提高细胞重编程过程的效率和质量，在生命科学理论的发展和技术革新上实现质的飞跃，为人类疾病的治疗带来美好的前景，开辟新的方向。

（一）表观遗传研究有待加强的方向

第一，加强表观遗传调控细胞分化、组织稳态及器官发育与再生机理的研究，注重阐明表观遗传因子整合细胞内外环境和信号变化来调控细胞命运的分子机制。

第二，加强表观遗传调控机制在相关重大疾病中致病机理的研究，构建疾病相关表观遗传基因组图谱，加强与临床医学的交叉合作。

第三，加强发展新的模式生物，发挥我国物种多样性的优势，研究表观遗传因子对学习、记忆、社群动物行为及获得性性状跨代遗传的机制，发现新的表观遗传现象，从物种进化的角度研究表观遗传因子对基因组稳定性和生物体性状的调控机理。

第四，加强细胞核染色质高级结构组成方式和动态变化的研究，进一步发展单细胞技术，并积极与物理学、材料化学及计算生物学等学科交叉合作，阐明染色质高级结构组成的一般性原则和动态变化的调控机制。

（二）表观遗传研究领域的需求

表观遗传调控在肿瘤、糖尿病、精神病及神经系统、生殖系统疾病等复杂疾病的发生发展中起着决定性的作用，而且生命个体对环境因素（包括营养、物理化学、心理因素等）的有序应答在很大程度上依赖于表观遗传调控网络的有效运行。表观遗传调控在植物发育、植物抗性、植物杂种优势的形成等方面也起着重要的作用。表观遗传学领域的基础生物学研究将帮助我们更清楚地了解相关复杂疾病的发病机制、个体对环境变化应答的方式和反应强度、植物发育和育种的调控机制等，为我们针对特定疾病开发新型治疗手段和药物，改善个体生存状态，提高农业生产质量和粮食安全奠定基础。

当前，我国已经培养建立了涵盖表观遗传研究领域各个主要方向，具有国际前沿水平的研究队伍，其取得的诸多成果说明了研究队伍在表观遗传研究领域的实力。未来，我国有必要持续支持这些科研人员，保持该领域科学家队伍的稳定，这不但对我国保持该领域的国际地位至关重要，而且对支撑我国未来国计民生的发展也至关重要。

（三）表观遗传研究设想和建议

第一，染色质生物学亟待和物理学、材料化学等学科交叉，争取在方法学上取得突破，从而实现原位、实时、单细胞水平的染色质形态和高级结构的测定与跟踪观测，以及开展单细胞水平的表观遗传基因组研究。这对表观遗传信息的建立、调控细胞命运及应答外界环境变化的研究具有重要意义。

第二，表观遗传学亟待深化与化学、药学、计算生物学等学科的交叉，筛选、鉴定、合成一批靶向表观遗传调控因子的小分子药物，并积极推进针对特定疾病的临床治疗研究，这些小分子药物在基础研究和临床上的应用具有重要的意义。

第三，表观遗传学亟待深化与数学、系统生物学等学科的交叉，对表观遗传基因组和表观遗传调控网络进行系统分析和模拟运算，并结合细胞内其他调控网络相互作用，从系统生物学的角度阐明表观遗传调控对个体发育和应答外界环境变化的重要意义。

第四，表观遗传学亟待深化与神经生物学、生理学、生物信息学等学科的交叉，从而发现新的表观遗传现象，探索新的表观遗传调控机制，拓宽现有的研究领域。

第五，继续加强细胞染色质高级结构的研究，特别是解析细胞不同分化状态、不同细胞类型的染色质高级结构组成方式和动态变化。在染色质高级结构方面，特别是核小体30 nm 高级结构方面，我国的总体研究水平已经处于世界前列。30 nm 染色质是以 4 个核小体为结构单元扭曲形成的，这种结构单元中的空隙刚好为表观遗传调控提供了一个窗口，为研究表观遗传调控的机理、解释表观遗传的基本问题提供了可能。加强这个方向的研究可以保持我国在该领域的优势。

第六，拓展对新发现的表观遗传修饰机制与功能的研究。我国科学家在发现新的表观调控因子方面取得了重要进展，如新发现的 RNA 甲基化，下一步需要加强该方向的投入，同时深入研究新发现的表观遗传修饰的机制与功能，研究 DNA 表观遗传修饰和 RNA 表观遗传修饰之间可能存在的相互作用，加强表观遗传调控细胞分化、组织稳态及器官发育与再生机理的研究，同时发展新的模式生物，从物种进化的角度研究表观遗传因子对基因组稳定性和生物体性状的调控机理。

第七，开发新技术，提出新理论和新方法，发展和优化表观基因组编辑技术，以及表观转录组单细胞表观遗传信息测定技术，拓展表观遗传网络的生物信息学算法，在单细胞水平上研究表观遗传组学与转录组学之间的相互作用。

第八，在单细胞水平上，重点研究山中因子及其他多能性因子在人源细胞重编程过程中对细胞表观遗传组学、转录组学的动态影响，提高细胞重编程的效率，提升重编程细胞的质量和重编程体系的稳定性、均一性，为基于细胞重编程的再生医学及诱导多能干细胞（iPS cell）和转化细胞的临床应用打下基础。

第九，加强表观遗传对环境信号的响应及记忆研究，深入揭示其作用机制。生命机体内的表观遗传体系可以使拥有相同基因组的细胞在不同环境条件下呈现不同的表观基因组、转录组，从而分化出不同的形态功能。目前的研究发现组蛋白修饰具有继承性，受到表观遗传修饰酶的反馈调节，这预示着生物体内存在表观遗传对环境信号的响应和记忆体系，然而目前对该体系的认识还较少。[①]

---

① 细胞编程与重编程的表观遗传机制项目组. 细胞编程与重编程的表观遗传机制 [M]. 杭州：浙江大学出版社，2018：51-57.

第二章 表观遗传的调控机制

第一节 DNA 甲基化

甲基化是指生物分子在特定的酶系统催化下加上甲基（-CH）的生物化学反应，是普遍存在于原核生物和真核生物中的 DNA 修饰作用。甲基化没有改变基因序列，但对基因表达起调控作用。在哺乳动物的 DNA 分子中，甲基化一般发生在胞嘧啶（C）碱基上。在 DNA 甲基化酶（DNMTs）的催化下，甲基从 S- 腺苷基甲硫氨酸（SAM）转移至胞嘧啶的第 5 位碳原子上，形成 5- 甲基胞嘧啶（5-mC）。在发生甲基化的胞嘧啶后通常紧跟着一个鸟嘌呤（G），因此通常称其为甲基化胞嘧啶 - 磷酸 - 鸟嘌呤甲基化（CpG）。

DNA 甲基化是指在 DNA 甲基化酶的作用下，催化 S- 腺苷基甲硫氨酸作为甲基供体，将胞嘧啶转变为 5- 甲基胞嘧啶（5-mC）的一种反应。DNA 甲基化主要是通过 DNA 甲基化酶实现的，一般认为在哺乳动物中的 DNA 甲基化酶主要有三种，分为两个家族：DNMT1 和 DNMT3（还有一个 DNMT2 主要为 tRNA 的甲基转移，该酶有微弱的 DNA 甲基化酶活性）。DNMT1 家族在 DNA 复制和修复中使其甲基化，而 DNMT3 家族则催化 CpG 从头甲基化。DNMT3 包括了两个从头甲基化酶 DNMT3a、DNMT3b 和一个调节蛋白 DNMT3L。DNMT3a 和 DNMT3b 根据细胞类型和细胞不同的发育阶段对不同的位点进行甲基化修饰，它们可能直接作用于 DNA 序列或是其他的 DNA 结合蛋白所必需的 DNA 甲基化，或者在 RNA 干扰指导下的 DNA 甲基化。

DNA 甲基化是最早发现的修饰途径，能引起染色质结构、DNA 构象、DNA 稳定性及 DNA 与蛋白质相互作用方式的改变，从而控制基因表达。多数脊椎动物基因组 DNA 都有少量的甲基胞嘧啶，主要集中在基因 5' 端的非编码区，并成簇存在。甲基化位点可随 DNA 的复制而遗传，因为 DNA 复制后，DNA 甲基化酶可将新合成的未甲基化的位点进行甲基化。需要注意的是，DNA 甲基化可引起基因的失活。

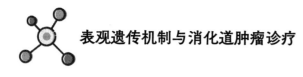

一、DNA 的 CpG 岛甲基化

在基因组中，富含 CpG 位点的区域称为 CpG 岛，人类基因组序列约有 29 000 个 CpG 岛，约 60 % 的人类基因与 CpG 岛关联。CpG 岛通常与基因表达的启动子区相关，CpG 是否甲基化在基因表达中起重要作用。一般而言，DNA 甲基化能抑制某些基因。在健康人的基因组中，CpG 岛中的 CpG 位点通常处于非甲基化状态，而在 CpG 岛外的 CpG 位点则通常是甲基化的。这种甲基化的形式在细胞分裂的过程中能够被稳定地保留。当肿瘤发生时，抑癌基因 CpG 岛以外的 CpG 位点非甲基化程度增加，而 CpG 岛中的 CpG 则呈高度甲基化状态，以致染色体螺旋程度增加及抑癌基因表达丢失。

CpG 二联核苷酸在人类基因组中的分布很不均匀，在基因组的某些区域 CpG 保持或高于正常数量，这些区域被称作 CpG 岛。在哺乳动物基因组中，1 ～ 2 kb 的 DNA 片段富含非甲基化的 CpG 二倍体。CpG 岛主要位于基因的启动子区域和第一外显子区域，60 %以上的基因启动子含有 CpG 岛。CpG 岛的 GC 值（在 DNA 的 4 种碱基中，鸟嘌呤和胞嘧啶所占的比率称为 GC 值）大于 50 %，长度超过 200 bp。CpG 岛经常出现在真核生物被甲基化而形成的 5- 甲基胞嘧啶上，脱氨基后形成胸腺嘧啶（T），由于 T 本身就存在于 DNA 中，因此不易被修复，所以被淘汰。故 CpG 在基因组中是以岛的形式分布的。

在大多数染色体上，平均每 100 万个碱基中含有 5 ～ 15 个 CpG 岛，其中超过 1.8 万个 CpG 岛的 GC 值为 60 % ～ 70 %。研究碱基 G 和 C 在整个基因组内的含量和分布有十分重要的意义。

例如，在人类基因组内，GC 值大约为 40 %。这些 GC 并不是平均分布在基因组内的，在某些 DNA 片段上其含量高达 60 %，而在另一些区域则只有 33 %，这种 GC 值的差别，在基因表达的调控和基因突变上可能扮演着重要的角色。通常而言，这些 CpG 岛不仅是基因的一种标志，而且参与基因表达的调控和影响染色质的结构。例如，除定位于失活 X 染色体上的基因和印记基因外，正常细胞的 CpG 岛由于被保护而处于非甲基化状态。全基因组低甲基化、甲基化酶的调节失控和正常非甲基化 CpG 岛的高甲基化是人类肿瘤中普遍存在的现象。以往的研究证明，启动子区的高甲基化导致抑癌基因失活是人类肿瘤具有的共同特征之一，而且这种高甲基化是导致抑癌基因失活的又一个机制。

此外，原核生物——细菌的 DNA 中出现 CpG 二联核苷酸的概率约为 1/16，细菌 DNA 和某些含非甲基化 CpG 二联核苷酸的核酸，能够刺激鼠和人的淋巴细胞。高等脊椎动物出现 CpG 二联核苷酸的概率为 1/50，且多为甲基化，真核细胞和甲基化的核酸则不能刺激鼠和人的淋巴细胞。CpG 结构与细菌 DNA 的同源性要高于脊椎动物。CpG 可直接刺激 B 细胞、巨噬细胞与树状突细胞分泌细胞因子，特别是 Th1 类细胞因子，如 IL-12 和

IL-18，细胞表达协同刺激细胞因子，显示增强抗原递呈作用。

在原核生物中，甲基化基因的转录活性比非甲基化基因的转录活性高 10^3 倍；而在真核生物中，特别是高等生物体内的甲基化基因的转录活性比非甲基化基因的转录活性高 10^6 倍。例如：女性 2 条 X 染色体中的 1 条 X 染色体上的基因高度甲基化，则处于失活状态，而一直处于活性转录状态的 X 基因，则始终保持低水平的甲基化。在哺乳动物早期胚胎发育中，CpG 岛的 DNA 甲基化水平急剧下降，因而出现转录活性，但此后可通过新的甲基化，使基因在不同发育时期产生特异表达。甲基化抑制基因的表达目前认为主要有两个方面：一方面，甲基化引起的基因结构改变，可直接阻碍一些转录因子与其结合位点结合；另一方面，可能与一些甲基化相关的蛋白质作用有关，甲基 -CpG 结合蛋白可以占据转录因子的结合位点，从而抑制基因的表达。

二、DNA 甲基化的过程

有观点认为，DNA 甲基化依赖于 DNA 区域的可接近性。在基因组上并非所有的区域对 DNA 甲基化酶都有相同的可接近性。例如，紧密包装的异染色质区或失活的 X 染色体都不易接近。能改变染色质结构的转录激活因子，如 SNF2、染色质重塑因子等可以影响 DNA 甲基化。还有一种观点认为，DNA 序列本身限制了被甲基化的靶标选择。甲基化以标靶为中心向周围延伸，遇到一些障碍后停止，因此给甲基化和非甲基化的 CpG 岛划定了界限。这种中心以 DNA 重复序列为代表，但还不能确定它们是直接决定甲基化，还是一系列事件的关联事件。此外，异常的 DNA 结构、RNA 干扰及由 RNA 分子参与识别 RNA 或 DNA 序列的多种同源性也被认为是甲基化机制的触发器。

三、DNA 去甲基化

（一）DNA 去甲基化的类型划分

与 DNA 甲基化相反，DNA 去甲基化是指 5- 甲基胞嘧啶被胞嘧啶代替的过程。一般认为，DNA 去甲基化有两种方式：一种是主动去甲基化；另一种是复制相关的 DNA 去甲基化。

1. 主动去甲基化

DNA 主动去甲基化发生的前提是 C-C 键的断裂，是由 DNA 去甲基化酶将甲基基团移去的过程。早期的研究表明，在白血病细胞的去甲基化过程中，5- 甲基胞嘧啶由标记的胞嘧啶代替，提示整个核苷仅碱基被替换，其机制可能是通过 5- 甲基胞嘧啶 DNA 糖基化酶，将 DNA 中的甲基化胞嘧啶去除，留下完整的脱氧核苷。DNA 去甲基化酶首先在鸡胚细胞抽提物中发现，其特异性的作用底物是 CpG 岛甲基化的胞嘧啶，因此称为 5- 甲基胞嘧啶糖苷酶，其作用依赖于 RNA、局部 DNA 去甲基化的修复，最终将胞嘧啶以核苷的形式加至原处。甲基化 CpG 结合区（MBD）也具有类似 5- 甲基胞嘧啶糖苷酶活性和 G（T）错配的修复功能，甲基化 CpG 结合区对于基因组，尤其是着丝粒两侧的微卫星 DNA 序列的去甲基化具有重要的作用。

当前，研究发现去甲基化酶复合物缺少 DNA 糖基化酶或核酸酶的活性，且抗 RNase，并将 5- 甲基胞嘧啶水解成胞嘧啶和甲醇。可见，新的 5- 甲基胞嘧啶去甲基化酶复合物似乎与以前报道的活性不同。为确定某一特殊蛋白质在发育过程中或在肿瘤细胞发生过程中是否对 DNA 序列具有去甲基化的作用及意义，必须进行基因敲除来验证。

甲基化 DNA 可直接作用于甲基化敏感转录因子 E2F、CREB、AP2、Myn、核因子 kB（NF-kB）、Cmyb，使它们失去结合 DNA 的功能从而阻断转录，而甲基 -CpG 结合蛋白可作用于甲基化非敏感转录因子（sp1、CTF、YY1），使它们失活，从而阻断转录。人们已发现五种带有恒定的甲基化 CpG 结合区的甲基 -CpG 结合蛋白。其中 MeCP2、MBD1、MBD2、MBD3 参与与甲基化有关的转录阻遏；MBD1 有糖基转移酶活性，可将 T 从错配碱基对中移去；MBD4 基因的突变与线粒体不稳定的肿瘤发生有关。在存在 MBD2 基因缺陷的小鼠细胞中，不含 MeCP1 复合物，不能有效阻止甲基化基因的表达。这表明甲基 -CpG 结合蛋白在 DNA 甲基化方式的选择，以及 DNA 甲基化与组蛋白去乙酰化、染色质重组的相互联系中有重要作用。

2. 复制相关的 DNA 去甲基化

DNA 的复制也可能有去除 DNA 上的 5- 甲基胞嘧啶的作用。我们已经知晓 DNMT1 甲基化酶靶向复制又可快速维持 CpG 二联核苷酸的甲基化。而染色质结构及与转录活性相关的核蛋白复合物可能干扰 DNMT1 保持甲基化酶的特性，因此随着细胞分裂的进行，DNA 甲基化的程度逐渐减低。例如，脉孢菌在一种组蛋白脱乙酰酶抑制剂曲古菌素 A（tfichostatin A）中生长后，DNA 甲基化会选择性丢失。又如，DNA 复制到特异序列时发生的去甲基化过程必须有相关蛋白的参与。

在 DNA 复制过程中，来自亲代染色体 CpG 二联核苷酸的两条 DNA 链将分成子代的染色单体，因而子代的染色单体中含半甲基化的 DNA。在正常情况下，DNMT1 保持甲基化酶的作用是恢复对称的甲基化。当序列特异的转录因子结合到 DNA 甲基化位点时，可能阻止甲基化酶接近这些位点，因而导致 DNA 逐渐去甲基化。至于更普遍的基因组去甲基化则为特殊的组蛋白修饰（如乙酰化）可能产生的聚四氟乙烯效应，从而有效抑制甲基化酶的接近，实现 DNA 复制过程中的去甲基化。

（二）DNA 去甲基化的可能机制

当前，表观遗传学揭示了甲基化基团如何转移到 DNA 胞嘧啶残基上，以及植物或动物细胞在生长循环过程中如何维持这种表观遗传标记的秘密。然而，DNA 去甲基化的机制还不是很清楚，其中一个问题就是去甲基化究竟是被动的过程还是主动的过程。如果 DNA 甲基化的维持出现问题的话，甲基化的 DNA 在半保留复制中会逐步减少，因为在复制的过程中，未甲基化的胞嘧啶会结合到 DNA 复制链中。

在动物中，全基因组表观遗传重组发生在胚胎发育期，而继承母源性染色体在这个被动的机制中，被认为至少有部分重组 DNA 是去甲基化的。相反，受精卵中父源性染色体的全局去甲基化发生在 DNA 复制之前，说明父源性染色体的去甲基化机制是主动的。而且，小鼠中的该种父源性染色体印记基因的去甲基化发生在生殖细胞发展过程中非常短的一段时间内。尽管有许多研究者尝试去阐明 DNA 去甲基化的主动机制，但是迄今仍然存在争议。因为 DNA 去甲基化包含在沉默基因的转录激活过程中，而这种形式的表观遗传过程在很多生物体中又是一个必要的步骤。

在 DNA 主动去甲基化的机制中，研究者经常讨论的模型是碱基修复机制中的碱基切除过程，因为甲基基团和胞嘧啶的共价结合是通过热力学稳定的，所以这种结合想要简单水解显然是不成立的。直接将甲基基团从胞嘧啶上切除下来的模型不被大家所接受，取而代之的是另一种碱基切除修复机制模型，其首先攻击 DNA 骨架和 5- 甲基胞嘧啶之间的糖苷键而去甲基化。尽管我们还没有直接的证据证明植物中存在主动的 DNA 去甲基化机制，但是最近的基因研究表明 DNA 糖苷酶 demeter（DME）和 repressor of silencing1（ROS1）参与了印记基因和沉默转基因的 DNA 去甲基化过程。因此，植物可能会利用碱基切除修复机制进行 DNA 去甲基化。需要注意的是，虽然对于 DME 和 ROS1 的研究让我们了解了这个过程的一部分，但是 DNA 去甲基化还有许多方面有待阐明。

（三）DNA 甲基化状态与转录活性的相关研究

1. DNA 甲基化抑制基因的转录活性

真核细胞基因转录是受多种因素调节的复杂过程，目前已发现多种基因的转录抑制与启动子区 CpG 岛高甲基化相关。位于启动子区的 CpG 岛通常处于非甲基化状态，可以与转录因子、转录辅助因子结合调节基因表达。此外，具有组蛋白乙酰转移酶（HAT）活性的蛋白质也结合于启动子区，使启动子附近的核小体中组蛋白 H3 的 N 端尾部的赖氨酸发生去乙酰化，促进转录活化。当启动子区 CpG 岛发生甲基化后，转录因子、转录辅助因子及具有 HAT（活性）的因子不能结合于此部位，代替它们的是甲基 -CpG 结合蛋白（MeCPs）。MeCPs 结合于甲基化的 CpG 岛启动子区，促使组蛋白去乙酰化复合物和其他转录抑制因子结合，形成核心组蛋白去乙酰化复合物，作用于启动子下游的组蛋白，使

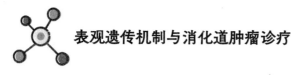

组蛋白 H3、H4 的 N 端尾部的赖氨酸发生去乙酰化，从而导致组蛋白上正电荷增加，与带负电荷的 DNA 相互作用，使染色体结构压缩，进一步限制转录因子的结合，引起转录抑制。

DNA 甲基化与组蛋白修饰、染色质重塑共同作用导致转录抑制，其中涉及很多蛋白质分子的相互作用，很多细节仍有待于深入研究。需要注意的是，以上仅探讨了基因启动子区甲基化对转录的抑制，而甲基化的发生遍布整个基因组，在不同区域发生甲基化，产生的影响是不同的。

2. DNA 去甲基化和基因激活

体外实验表明，拟南芥蛋白质的 DME 和 ROS1 都具有 DNA 糖苷酶和 AP 裂合酶活性，因此被称为双功能酶。这两种酶都是分子量较大的蛋白质，含有与螺旋 - 发夹 - 螺旋结构超家族的 DNA 糖基化酶类似的保守区域，该超家族中的一些成员属于错配 DNA 修复酶。一些生物体内的 DME 和 ROS1 也包含一些非保守区域。

DNA 碱基切除修复机制对印记基因和其他位点的特异性 DNA 的去甲基化可能有贡献。碱基切除修复机制的第一步是利用 DNA 糖苷酶将一个碱基切除，然后利用 AP 裂合酶裂解脱碱基位点。虽然 DNA 去甲基化的机制仍然不是很清楚，但是可以明确 DNA 糖苷酶参与了植物的去甲基化进程。碱基切除修复的 DNA 去甲基化进程应该还需要一个 DNA 聚合酶和一个 DNA 连接酶，然而这一点还没有得到证实。

基因激活的步骤似乎首先是对目标基因进行识别，然后使其 DNA 去甲基化，使沉默的染色质转变为激活状态，对于目标基因识别的控制机制目前是未知的。在重新 DNA 甲基化的情况下，小干扰 RNA（siRNA）利用一种特异序列的方式识别类似的 DNA 区域，并施行 DNA 甲基化机制。如果 DNA 去甲基化是采用 siRNA 引导的重新甲基化的逆过程，那么 siRNA 将会决定 DNA 去甲基化的目标基因序列。在基因激活的过程中，目前还不清楚染色体重组和 DNA 甲基化哪一步在先。与 DNA 甲基化和抑制组蛋白修饰相关的沉默基因区域，可能是以兼性异染色质的形式存在的，这种形式很难与转录机制或 DNA 去甲基化机制相吻合。因此，有必要打开染色质使其更容易进行转录。

四、真核生物 DNA 甲基化酶

基因的甲基化状态是通过 DNA 甲基化酶来维持的。DNMTs 将 S- 腺苷基甲硫氨酸上的甲基转移至胞嘧啶的第 5 位碳原子上。目前已经发现和鉴定了三种 DNA 甲基化酶：DNMT1、DNMT2 和 DNMT3。可见，DNA 甲基化途径不能用于解释所有已知的真核生物的甲基化。大量的 DNMTs 及与 DNMTs 相互作用的蛋白质已被发现，提供了真核生物 DNA 甲基化复杂性的一种度量标准。

第一，DNMT1。人的 DNMT1 基因位于 19p13.2～13.3，DNMT1 被认为是主要的具有维持甲基化作用的酶。DNMT1 负责哺乳动物的胞嘧啶甲基化，有影响基因剪接的作用。DNA 甲基化抑制基因表达，部分是通过甲基 -CpG 结合蛋白（MeCP2）起作用的，MeCP2 反过来又产生组蛋白脱乙酰酶（HDAC1）。一个已知的组蛋白脱乙酰酶有结合 DNMT1 的能力。另外，DNA 甲基化与组蛋白去乙酰化之间有直接的联系，DNMT1 可能通过组蛋白脱乙酰酶介导 DNA 甲基化过程。

第二，DNMT2。DNMT2 基因位于 10p12～p14。鼠胚胎干细胞中的 DNMT1 变异纯合子残存微量水平的 5- 甲基胞嘧啶，可能是第二种 DNA 甲基化酶（DNMT2）的产物。除了缺少普通真核生物甲基化酶的 N 端调节区域，此酶含有其余所有的序列。DNMT2 产生多种 mRNA，它不仅存在于已知的有从头甲基化活性的细胞，还低水平存在于人和鼠的所有组织中。

第三，DNMT3a 和 DNMT3b。研究者鉴定了人和鼠中高度保留的 5- 甲基胞嘧啶酶基序的 2 个同源基因，命名为 DNMT3a 和 DNMT3b。DNMT3a 基因位于 2p23，cDNA 长 4192 bp，编码 908 个氨基酸。DNMT3b 基因位于 20q11.2，cDNA 长 4195 bp，编码 859 个氨基酸。人的 DNMT3a、DNMT3b 和 cDNA 与鼠基因高度同源。DNMT3a 和 DNMT3b 在未分化的胚胎干细胞中转录表达丰富。DNMT3a 和 DNMT3b 编码的蛋白质正是长期寻找的 DNA 甲基化酶。

DNMT3b mRNA 的表达，主要局限于睾丸和胸腺。成年人组织 DNMT3b mRNA 表达水平比 DNMT1 的表达水平少得多。C 端区域含有 5 个高度保留的 DNA 甲基化酶基序。DNMT3b 的 N 端区域含有一个富含半胱氨酸的区域，明显与 DNMT1 的锌离子结合区域不同。这个区域在 X 连锁 α- 地中海贫血 / 智力发育迟滞综合征中失活。

五、DNA 甲基化的检测技术

当前，人们越来越认识到 DNA 甲基化研究的重要性，开发出一系列检测 DNA 的方法，根据研究目的可将这些方法分为基因组整体水平的甲基化检测、特异位点的甲基化检测和新甲基化位点的寻找。根据研究所用处理方法的不同可以分为基于 PCR 的甲基化分析方法、基于限制性内切酶的甲基化分析方法、基于重亚硫酸盐的甲基化分析方法和柱层法等。

（一）基因组整体水平的甲基化检测

1. 高效液相色谱法及相关方法

高效液相色谱法（HPLC）是一种比较传统的方法，能够定量测定基因组整体 DNA 甲基化水平。HPLC 将 DNA 样品先经盐酸或氢氟酸水解成碱基，水解产物通过色谱柱，将结果与标准品进行比较，用紫外光测定吸收峰值，计算 5-mC/（5-mC+5C）的积分面积就可以得到基因组整体的甲基化水平。这是一种检测 DNA 甲基化的标准方法，但它需要较精密的仪器。

人们运用毛细管电泳（CE）处理 DNA 水解产物，以确定 5-mC 的水平，与 HPLC 相比，CE 更加简便、快速、经济。HPLC 及 CE 测定基因组整体 DNA 甲基化水平的敏感性均较高。

另外，变性高效液相色谱法（DHPLC）可用于分析单核苷酸和 DNA 分子。邓大君等将其与 PCR 联用，建立了一种新的检测甲基化程度的 DHPLC 分析方法。将重亚硫酸盐处理后的产物进行差异性扩增，由于原甲基化在重亚硫酸盐处理时仍被保留为胞嘧啶，因此原甲基化在 PCR 扩增时，其变性温度也相应上升，使 PCR 产物在色谱柱中保留的时间明显延长，这样就可以测定出 PCR 产物中甲基化的情况。这种方法最明显的优点是可用于高通量混合样本检测，能够明确显示目的片段中所有 CpG 位点甲基化的情况，其缺点是不能对甲基化的 CpG 位点进行定位。

2. CpG 甲基化酶（M.SssI）方法

CpG 甲基化酶能够催化 DNA 的 CpG 位点发生甲基化。3H-S-腺苷基甲硫氨酸（3H-SAM）被 CpG 甲基化酶催化，基因组 DNA 的 CpG 位点发生甲基化。测定剩余放射性标记的 SAM，即可得到原基因组整体甲基化水平，其放射性强度与所测 DNA 甲基化水平成反比。这种方法的缺点是使用的 CpG 甲基化酶（M.SssI）不稳定，结果不够准确。

3. 免疫细胞化学法与氯乙醛法

（1）免疫细胞化学法。免疫细胞化学法是基于单克隆抗体能够与 5-mC 发生特异性反应的方法。应用荧光素标记抗体使之与预先固定在 DEAE 纤维素膜上的样品 DNA 特异性结合，对 DEAE 纤维素膜上的荧光素进行扫描得到 5-mC 的水平，其荧光素强度与 5-mC 水平成正比。这种方法需要使用精密的仪器。

（2）氯乙醛法。氯乙醛法首先将 DNA 用重亚硫酸盐处理，使未甲基化的胞嘧啶全部转变为尿嘧啶，而甲基化的胞嘧啶保持不变；其次经过银或色谱柱去除 DNA 链上的嘌呤；最后将样品与氯乙醛共同孵育。这样 5-mC 就转变为带有强荧光的乙烯胞嘧啶，荧光的强度与原 5-mC 的水平成正比。这种方法可以直接测定基因组整体的 5-mC 水平。其优点是所用试剂价格低廉且稳定性好，避免了放射性污染，缺点是费时费力，而且氯乙醛是一种有毒的物质。

（二）特异位点的甲基化检测

1. 甲基化敏感限制性内切酶

甲基化敏感限制性内切酶（MSRE）-PCR/Southerm 法利用甲基化敏感限制性内切酶对甲基化区不切割的特性，将 DNA 分解为不同大小的片段后再进行分析。常使用的甲基化敏感限制性内切酶有 HpaII-MspI（识别序列 CCGG）和 SmaI-Xma1（识别序列 CCCGGG）等。由于 SmaI-Xma1 识别的碱基数较多，其碱基序列在体内出现的概率较低，所以 HpaII-MspI 更常用。其中 HpaII 和 MspI 均能识别 CCGG 序列，然而当序列中的胞嘧啶发生甲基化时，HpaII 不切割，利用 HpaII-MspI 的这种属性处理 DNA，然后进行 DNA 印迹法或 PCR 扩增分离产物，明确 DNA 甲基化的状态，是一种经典的甲基化研究方法，其优点是操作相对简单、成本低廉、甲基化位点明确、实验结果易解释。

甲基化敏感限制内切酶存在一些不足：① CG 不仅存在于 CCGG 序列中，因此非该序列中的 CG 将被忽略；②只有检测与转录相关的关键性位点的甲基化状态时，该检测方法的结果才有意义；③相对而言，DNA 印迹法较复杂，且需要大量样本；④存在酶不完全消化引起的假阳性问题；⑤不适用于混合样本。

2. 甲基化特异性聚合酶链反应

甲基化特异性聚合酶链反应（MS-PCR）是在使用重亚硫酸盐处理的基础上新建的一种方法，它先将 DNA 用重亚硫酸盐处理，将未甲基化的胞嘧啶转变为尿嘧啶，而甲基化的胞嘧啶不发生变化，随后进行特异性引物的 PCR。MS-PCR 中设计两对引物，并要求：①引物末端均设计至检测位点后；②两对引物分别只能与重亚硫酸盐处理后的互补序列配对，即一对结合处理后的甲基化 DNA 链，另一对结合处理后的非甲基化 DNA 链。检测 MS-PCR 扩增产物：如果结合处理后的甲基化 DNA 链的引物扩增出片段，则说明该被检测的位点存在甲基化；若结合处理后的非甲基化 DNA 链的引物扩增出片段，则说明被检测的位点不存在甲基化。

MS-PCR 的优点：①避免使用限制性内切酶及其后续相关问题；②敏感性高，可用石蜡包埋样本。

MS-PCR 的缺点：①要预先知道待测片段的 DNA 序列。②引物设计至关重要。③若待测 DNA 中 5- 甲基胞嘧啶分布极不均衡，则检测较为复杂。④MS-PCR 只能做定性研究，即只能明确是否存在甲基化；若要求定量，则需用其他的方法进一步检测。⑤存在重亚硫酸盐处理不完全导致的假阳性。

3. 荧光法

荧光法利用实时荧光 PCR（real-time PCR）测定特定位点甲基化的情况。用重亚硫酸盐处理待测 DNA 片段，设计一个能与待测位点互补的探针，探针的 5' 端连接报告荧光，3' 端连接淬灭荧光，随后行实时定量 PCR。如果探针能够与 DNA 杂交，则在 PCR 用引物延伸时，TaqDNA 聚合酶 5' 端到 3' 端的外切酶活性会将探针序列上 5' 端的报告荧光切下，淬灭荧光不能再对报告荧光进行抑制，这样报告荧光发光，测定每个循环报告荧光的强度即可得到该位点的甲基化情况及水平。同理，若标记的探针未能与 DNA 杂交，则引物延伸不能跳过未甲基化位点，报告荧光不能被切下，也不能发光。

使用同样的方法，也可对引物进行荧光标记，并通过不同标记的组合，检测多个位点的甲基化水平。高敏感、快速是本方法最显著的特点，它可以在非甲基化等位基因超出10 000 倍的情况下精确检测到甲基化的等位基因并定量，而且可以做多样本、多基因位点的快速分析。此外，其具备可重复、所需样本量少、不需要电泳分离的特点，因此可以为临床标本的分子生物学研究提供可靠的技术支持。本方法的缺点是费用高，测定每个位点都要用两端标有荧光素的探针和一对引物，且受较多因素影响。

4. 直接测序法检测

直接测序法是研究 DNA 甲基化的方法，其过程是利用重亚硫酸盐使 DNA 中未甲基化的胞嘧啶脱氨基转变成尿嘧啶，而甲基化的胞嘧啶保持不变，行 PCR 扩增所需片段，则尿嘧啶全部转化成胸腺嘧啶，最后对 PCR 产物进行测序并且与未经处理的序列比较，判断 CpG 位点是否发生甲基化。直接测序法是一种可靠性及精确度都很高的方法，能明确目的片段中每一个 CpG 位点的甲基化状态，但需要大量的克隆测序，过程较为烦琐，价格昂贵。

5. 寡核苷酸微阵列法

样本 DNA 以 $NaHSO_3$ 修饰，PCR 扩增目的片段为 200 ～ 300 bp。扩增的 PCR 产物经纯化后以 Cy5 或 Cy3 荧光染料标记待杂交。每一个探针分别针对一个或多个 CpG 位点，探针通过其 5' 端固定于支持物（如玻片）上，然后行微阵列杂交扫描，即可得到多个 CpG 位点的甲基化信息。探针的荧光信号强度与 M /（M+U）值（M 表示甲基化，U 表示非甲基化）存在线性关系。因此，制定荧光强度和甲基化程度的标准曲线，可定量检测 CpG 位点的甲基化水平。寡核苷酸微阵列法可同时检测多个 CpG 位点，易于自动化，但很难得到每个 CpG 位点的信息，因为某些相邻的 CpG 位点无法分别设计探针，且有的探针可能存在交叉杂交现象，影响结果。

6. 甲基化特异性检测

样本 DNA 以 $NaHSO_3$ 修饰，PCR 扩增目的片段作为待测序模板。焦磷酸测序技术是由 4 种酶催化的同一反应体系中的酶级联反应，每一轮测序反应只能加入一种脱氧核苷三磷酸（dNTP）。例如，当模板上存在非甲基化 C 转换而来的 T 时，掺入 dATPS[脱氧腺苷三磷酸（dATP）替代物] 配对，并释放焦磷酸基团（Ppi），ATP 硫酸化酶催化 APS（adenosine 5'phosphosulfate）和 Ppi 形成 ATP，ATP 驱动萤光素酶介导的萤光素反应发出可检测的光信号，而且光信号强度和掺入的 dNTP 量成正比。因此，焦磷酸测序可检测多个 CpG 位点的甲基化，且可定量每个 CpG 位点甲基化的程度。焦磷酸测序是高通量、实时、定量、多 CpG 位点的甲基化检测技术。但焦磷酸测序只能给出某一个 CpG 位点样本的甲基化程度，而不能提供单个 DNA 分子的甲基化信息。

（三）新甲基化位点的寻找

随着甲基化研究水平的提高，以限制性标记的基因组扫描（RLGS）为代表的一系列新兴的全基因组甲基化扫描分析技术被提出，如甲基化敏感的限制性指纹谱技术（MSRF）、甲基化间区位点扩增（AIMS）技术等。这些新技术的出现为肿瘤细胞异常基因印记向更深层次的发展提供了有效的方法学工具。简单而言：① RLGS 是将限制性内切酶（Not I）和双向凝胶电泳相结合，与 Not I-Eco RV 文库进行对比分析，检测、扫描全基因组甲基化的情况。它的缺点是只能分析基因组中 50 % 左右的 CpG 岛。② MSRF 用到限制性内切酶，如 MseI、BstUI，并采用 10 碱基随机引物扩增差异甲基化片段，几乎可以检测全基因组所有 CpG 岛，但此方法复杂，需要后续鉴定，技术难度高。③ AIMS 技术采用甲基化敏感和甲基化不敏感同切点酶裂解，以及接头引物扩增甲基化间区序列，此方法可通过接头引物控制扩增带的复杂程度，且所得片段为 200 ~ 2000 bp，可以直接克隆到载体上并测序，优点是简单方便，可以作为全基因组差异印记基因筛选的有效工具。[①]

第二节 组蛋白修饰

在所有真核生物中，染色体具有高度浓缩的结构，形成了基本的细胞核构架，如转录、复制和 DNA 修复。染色体至少存在着概念上的两种独立的功能结构：一种是在有丝分裂和减数分裂过程中的浓缩结构，这种结构缺乏 DNA 调节活动，称为异染色质；另一种是松散的非浓缩结构，它提供 DNA 调节活动的环境，称为常染色质。核小体是染色体的结构性区域，通常为两种旋转的结构，这种旋转其实是由基因组 DNA（146 对碱基对）包绕每个核心组蛋白（H2A、H2B、H3 和 H4）的两个亚单位形成的一个八面体结构。核心组蛋白氨基末端区域包含一个高度复杂的尾区，保存在各种物种中，也从属于各种转录前的修饰中。

染色质包含的必需功能结构不仅在压缩和保护 DNA，而且在保存基因信息和控制基因表达中起重要作用。然而，这种压缩的结构使得染色质阻止了几种重要的细胞内进程的发生，如转录、复制、DNA 损伤的检出和修复。因此，染色体必须先通过胞内机制分解成染色质 DNA，这导致了最大的生物学问题，即染色质是如何变构的。一部分的回答基

① 杨瑾．环境、肿瘤和表观遗传学 [M]．北京：军事医学科学出版社，2014：14-22．

于事实，即细胞涉及胞内机制使得染色质结构变化，这些变化包括 ATP 依赖的核小体变动（染色质变构）和转录前组蛋白的修饰。

染色质修饰可以通过共价附属于组蛋白而发生。组蛋白的氨基末端是大多数修饰作用的目标。组蛋白里至少有 60 种不同的残基，这里的修饰作用数量往往被低估。可以确定的是，新检测技术的出现，有助于我们识别新的目标残基和新的修饰作用。目前，至少存在 8 种不同类型的组蛋白修饰反应：乙酰化、甲基化、磷酸化、泛素化、小分子泛素相关修饰物蛋白（SUMO）化、二磷酸腺苷（ADP）核糖基化、去氨基化、脯氨酸异构化。两个机制控制这些修饰功能的发挥：首先，这些不同的印记通过附加的物理结构和改变组蛋白调控，影响核小体与核小体之间及核小体与 DNA 之间的交互作用；其次，不同的印记可以代表特殊蛋白招募反应的停止位点，而这可以导致不同的胞内反应结果；最后，大量报道也提升了这些修饰作用的可能性，这些修饰作用是组合式的并且是独立的，因此可以形成组蛋白密码，顾名思义就是不同组合的修饰作用可以引起同一种细胞变化结果。这些修饰作用的分子机制、生物学效能将在下面的部分进行讨论。

一、组蛋白修饰的主要分子机制

（一）HATs 的分类

第一种分类：将 HAT 复合物分为 A 型 HATs 和 B 型 HATs 两类。A 型 HATs 是在染色质背景下基于已经存放组蛋白的位置催化乙酰化的核酶。B 型 HATs 被认为是负责乙酰化最新的综合组蛋白，并导致它们从细胞质运输到细胞核中，这里是存放最新合成的 DNA 的地方。

第二种分类：取代传统的基于 HAT 在细胞内的位置的分类，现代的分类标准包括存在或者不存在染色质结构域、布罗莫结构域和锌指结构域。这种分类把 HATs 分为两种主要家族：Gcn5- 相关乙酰转移酶（GNAT）和 MYST（MOZ、YBF2/SAS3、SAS2、TIP60）相关乙酰基转移酶类。对于这些家族，我们可以增加 p300/CBP HATs，普通转录因子 HATs 包括 TFIID 亚单位 TAFII250，以及核激素相关 HATs[SRC-1 和 ACTR（SRC3）]。

（二）脯氨酸的异构化

脯氨酸的异构化是一种同分异构体与另一种同分异构体相互转化的作用或过程，改变化合物的结构而不改变其组成和分子量。蛋白质的异构化反应通过破坏多肽二级结构显著影响蛋白质的构象，它可以采用两个不同的构象：顺式或反式。异构化反应是自然发生的，但脯氨酸异构酶已演变为促进不同构象之间切换的酶。组蛋白可以异构化的第一个证据是，Frp4 被确定为组蛋白异构酶，位于组蛋白 H3 尾巴的第 30 位和第 38 位脯氨酸。H3P38 的构象状态对于诱导组蛋白 H3 的第 36 位赖氨酸（H3K36）的甲基化和异构化是必需的，能抑制 Set2 对 H3K36 甲基化的能力。

（三）SUMO 化修饰

SUMO 是一个包含 100 个氨基酸的 SUMO 混合体，与泛素化类似，SUMO 总是通过活化酶联成员（E1-E2-E3）共价连接其他蛋白质。组蛋白 SUMO 化在 2003 年第一次被报道，研究人员发现 H4 可以被 SUMO 化修饰，暗示这些修饰通过招募 HDACs 和 HP1 蛋白导致转录活性受抑。当前研究表明，酵母有 4 个核心组蛋白可以被 SUMO 化。经鉴定推测 SUMO 化的区域位于 H2B 上的 K6/7 和相对短的 K16/17，以及 H2A 上的 K126 和 H4 上氨基端的 4 个赖氨酸部位。组蛋白 SUMO 化通过相当于其他活化标记，诸如乙酰化和泛素化在转录阻抑中发挥重要作用。

（四）泛素化

泛素是真核生物中高度保守的 76 个氨基酸。泛素化（或者泛素化修饰）是指一组 ε-氨基酸的翻译后修饰，赖氨酸残基共价结合一个泛素单体（单泛素化）或多个泛素单体（多聚泛素化）。通常而言，多聚泛素化通过 26S 蛋白酶体标记蛋白质直到被降解，而单泛素化仅修饰蛋白质。

组蛋白 H2A 是第一个被鉴定出可被泛素化的组蛋白。后来，组蛋白 H2B（K119、K120、K143）、H3 和 H1 也被报道可泛素化。尽管 H2A 和 H2B 可能被多聚泛素化，但组蛋白主要表现为单泛素化。组蛋白泛素化包含经过由 E1 激活、E2 共轭、E3 连接酶的连续作用，使得泛素 C 端和组蛋白赖氨酸侧链之间形成异肽键。E2 和 E3 在指定组蛋白泛素化过程中起关键作用。E3 连接酶在大多数情况下属于 HECT（同源 E6 相关蛋白羟基端）或者 Ring（人的新基因）蛋白家族。H2BK123 在酵母中专属 E2，Rad6 是 20 世纪初确定的第一组组蛋白 E2，Rad6 的活化被结合到 Ring 指状 E3 连接酶 Bre1 处。与 Rad6 同源的果蝇中的 Rhp6 和人类的 HR6A/B，同样和 Bre1 同源的果蝇中的 Brl1 和人类中的 RNF20 均在 H2B 的泛素化中起作用。组蛋白 H2A 的泛素化依赖于多梳抑制复合物 1（PRC1）；PRC2 建立 H3K27me3 标记由 PRC1 复合体识别，后者可以泛素化 H2A 和沉默基因表达。

当前，酵母 PRC1 中的两个成员 Ring1b（也有称为 Rnf2）和 Bmi1 可形成异源二聚体泛素化 H2A。PRC1 复合体由四种核心蛋白质形成，包括 Pc、Psc、Ring。PRC1 和 Ring1b 同源，也存在于 PRC1 的独特复合体中，它们是 Ring 相关因子（dRAF），存在于果蝇和哺乳动物中的 bCL6 辅阻遏物（bCoR）中。这些与 PRC1 类似的复合物也可以泛素化 H2A。组蛋白的部分泛素化可通过可逆的去泛素化酶实现，包括由泛素羧基端水解酶和泛素特异性蛋白酶（UBPs）处理，目前为止，在酵母中已经鉴定出 16 个 UBPs。这些 UBPs 的不同是由于其氨基端部分长度不同而被赋予了不同的特异性。最好的 UBPs 研究是 H2B 中特定的 UBP8 和 UBP10。UBP8 属于 SAGA 复合体，其同源体也在果蝇和人体中发现，参与 SAGA 复合体背景下 H2B 的去泛素化。UBP10 的活性是非 SAGA 依赖的，但是是 SIR 依赖的，它还被确定同源于更高级的真核生物。

需要注意的是，H2AK119（UH2A）的泛素化在转录激活中起重要作用，几个激活的基因也显示含有高百分比的 UH2A。另外，UH2A 也与转录抑制相关，泛素化 H2B 与转录激活和抑制有联系。在转录调节中，H2B（UH2B）单泛素化作用的不确定性主要是缺乏特异性抗体的研究。然而，采用分支肽能够确定合适的抗 UH2B 单克隆抗体作为抗原部分，即 UH2BK120 和基因表达之间的正相关关系。实际上，这一抗体也被用在平铺阵列中的 ChIP chip 的实验中，其研究结果揭示了 UH2BK120 与高表达基因转录区域优先联系。由于这个标记不是相关的远端基因启动子，而是转录起始位点（TSS），下一步骤是活化基因的体部，这暗示它可能与转录延伸而不是开始有关。

对于 UH2B 和转录活化相关的进一步证据来自某个实验室的研究。在这个研究里，使用了两个无痕正交表达的蛋白杂交反应，化学和专门泛素化 H2BK120 掺入化学意义上的核小体反应。实验结果表明，一个由 hDot1L 引导直接激活 H3K79 的甲基化反应，是一个与基因活化有关的标记。

组蛋白泛素化可以影响其他组蛋白修饰。例如，组蛋白脱乙酰酶 6（HDAC6）通过锌指结构与泛素化紧密联系。H3K4 和 H3K79 甲基化也显示不依赖于 Rad6 介导的 H2BK123 泛素化。在组蛋白甲基化中泛素化可以解释其在转录激活和抑制中的作用。例如，H2B 的泛素化发生在大多数常染色质中，导致 H3K4 和 H3K79 的甲基化，这可以阻止 Sir 蛋白与活化的常染色质发生联系，因此可以阻止 Sir 蛋白到异染色质区域从而介导基因沉默。同时，在常染色质中，泛素化可以通过甲基化 H3K4 和促进转录延伸激活转录。

（五）ADP 核糖基化

ADP 核糖基化是翻译后修饰，定义为使用烟酰胺腺嘌呤二联核苷酸（NAD）中的 ADP 核糖基部分加到一种蛋白质上。如果转移发生在一个氨基酸受体上，称为单 ADP 核糖基反应或者多聚 ADP 核糖基反应（PAR 反应）；如果转移发生在一个乙酰基上，则称为 O- 乙酰 ADP 核糖基化。单 ADP 核糖基化反应是由 ADP 核糖基转移酶介导的，负责 PAR 反应的酶是聚 ADP 核糖聚合酶（PARPs）。所有核心组蛋白和连接组蛋白 H1 都与单 ADP 核糖基反应有关，或是基因毒性应激反应，或是在生理条件下有赖于细胞周期、增殖活性的终末分化程度。多聚 ADP 核糖基反应也可以在大多数组蛋白类型中被发现，这似乎是组蛋白上 PARP 激活中的一些特性。例如，PARP1 似乎优先聚合 ADP 核糖基连接到组蛋白 H1 上，而 PARP2 更易聚合到核心组蛋白上。

为了适应 DNA 单链断裂（SSB），PARP1 和 PARP2 聚合 ADP 核糖基到 H1 和 H2B

组蛋白的羧基端和氨基端。这导致染色质结构松解，促进 DNA 单链断裂修复（SSBR）因子和碱基切除修复（BER）因子进入损伤区域。这已经被解释，或至少部分被解释，组蛋白 PAR 反应的事实导致它们从染色质上被移除。组蛋白的移除导致了染色质结构的开放，同样的机制导致了转录的激活，而且 PAR 反应标记 DNA 受损的区域，根据 PAR 部分存在的信号标记损伤的长度允许适当的细胞反应。

另外，PARP 依赖的核糖基化反应反映的 DNA 损伤可能导致局部染色质凝聚而不是松解。实际上，PAR 部分被认为是组蛋白不同的 macroH2A1 的大区域。这个区域可以导致短暂的凝聚或成环，DNA 在这个区域断裂可以增加 H2AX 的磷酸化水平和减少 KU70/80 的招募反应改变 DNA 损伤的反应。当前关于 PARP 在 DNA 修复中的作用，明确的解释是聚 ADP 核糖基反应导致了一个快速而短暂的染色质的压缩，这可以防止 DNA 发生额外的损伤和快速逆转可允许的 DNA 修复的发生。在聚 ADP 核糖基化水平降低后，PAR-macroH2A1.1 相互作用依赖的染色质凝聚逐渐消失，这一快速和短暂的本质支持这个假说。

单 ADP 核糖基化反应或多聚 ADP 核糖基化反应在 DNA 修复和转录中的作用可能被组蛋白核心背景下其他染色质修复的相互作用所解释。例如，组蛋白 H1.3 中精氨酸 33 的单 ADP 核糖基化反应可以降低 cAMP 依赖的丝氨酸 36（S36）磷酸化水平。

（六）甲基化

蛋白质的甲基化是共价键改性的过程，表示甲基团的增加过程，源于供体 S- 腺苷基甲硫氨酸，即在谷氨酸、亮氨酸和异戊二烯基半胱氨酸上的羧基或赖氨酸、精氨酸侧链上的氮原子和组氨酸残基。然而，组蛋白甲基化仅仅发生在赖氨酸和精氨酸上。精氨酸可以被单甲基化或双甲基化，而赖氨酸可以被单甲基化、双甲基化或三甲基化。精氨酸甲基化可以是对称的也可以是非对称的。

组蛋白甲基化相关酶组成三个不同阶层，赖氨酸特异性 SET 区域包含组蛋白甲基化酶（HMT）参与组蛋白 H3K4、H3K9、H3K27、H3K36 及 H4K20 的甲基化。非 SET 区域包含赖氨酸甲基化酶参与组蛋白 H3K79 的甲基化。精氨酸甲基化酶参与组蛋白 H3K2、H3K17、H3K26 甲基化，同样与组蛋白 H4K3 甲基化有关。

然而，多数共价组蛋白修饰是可逆的，直到最近，学界还不清楚甲基团是否能活跃地从组蛋白上脱落。第一个被发现的组蛋白去甲基化酶是赖氨酸特异性去甲基化酶 1（LSD1），它主要可以对 H3K4 进行去甲基，而且当存在于雄激素受体复合体中时也可以去甲基 H3K9。之后，一些其他相关酶也被发现，分为两个组蛋白赖氨酸去甲基家族：JMD2 和 JARID1。JMD2 家族包含 JHDM3A、JMJD2C/GASC1，也包含去甲基酶 H3K9 和 H3K36，以及 JMJD2B 和 JMJD2D 去甲基 H3K9、JHDM1 和 UTX。JARID1 蛋白包含

RBP2、PLU1、SMCY/JARID1ds 和 SMCX。发现组蛋白精氨酸甲基化标记是可逆的。第一篇关于精氨酸去甲基化的报道揭示在组蛋白 H3R3 和 H4R17 上的精氨酸在肽基精氨酸脱氨酶 4（PADI4）的作用下可被改变为瓜氨酸，因为甲基团与精氨酸的氨基团一同被移除，这个过程被称为瓜氨酸化。

PADI4 可以瓜氨酸化组蛋白 H3R2、H3R8、H3R17、H3R26 和 H4R3 上的多个精氨酸区域。除了其功能作为组蛋白去甲基化的一个中间过程，瓜氨酸化一直参与雌激素信号通路。另外，一个直接组蛋白精氨酸甲基化酶又称为 JMJD6，最近被鉴定属于 JMD2 家族。

1.组蛋白甲基化在转录调节中的作用

组蛋白甲基化标记可能与基因表达激活、延伸和抑制有关。例如，H3K4me、H3K4me2 和 H3K4me3 被发现在激活启动子和连接转录起始和延伸中，而 H3K36me2、H3K36me3 与转录延伸有关。为了获得沿基因组蛋白甲基化分布的更多细节图像，ChIP chip 和 ChIP 序列实验发现在 5' 端和活化基因启动子近侧区的 H3K3me2 峰，活化基因体的 H3K3me2 峰在活化基因体及大多数活化基因的 3' 端是富集的。

H3K3me 依赖的潜在转录调节机制还不是很清楚，一个可能性是组蛋白修改复合体或者染色体重建因子，如 Tafi，可以将它们的植物顺势区域（plant homeo domain，PHD）识别和结合到甲基化标记上，进而激活转录。H3K36 甲基化标记由 Rpd3S HDAC 亚单位 Eaf3 染色结构域所识别，这会导致基因体脱乙酰作用而在基因体隐藏区域阻止转录的起始。H3K79 的甲基化也涉及转录的激活和延伸。然而，这必须小心进行，因为它主要基于一个事实，即这个标记参与 HOXA9 的激活并通过防止 Sir2 和 Sir3 伸展到常染色质中，从而限制异染色质的伸展。此外，详细宽泛的整组遗传基因研究揭示了当酵母和果蝇基因体 H3K79me2 和 H3K79me3 富集时，仅果蝇的 H3K79me2 与活化转录相互关联。

三赖氨酸甲基化区域联系着转录抑制区：H3K9、H3K27 和 H4K20。相比于其他两个抑制标记的大量研究，关于 H4K20 甲基化的抑制功能的研究成果非常少。H3K9 甲基化是由人体中的 SUV39H1 和 SUV39H2 执行的，这些 HMT 显示包含一个 SET 区域，SET 区域通常包含 130 ～ 140 个氨基酸，果蝇胸板（Thx）和多梳状结构蛋白的一个普通的结构，分别涉及转录的激活和抑制。SU（VAR）3-9 和它的同源物揭示了其对于合适的异染色质形成是很重要的。这些发现提示 H3K9 甲基化在基因沉默中是通过正确的异染色质折叠起作用的。现在可以很好地建立的概念是 HP1 通过它的染色结构区域识别甲基化的 H3K9，部分有助于异染色质的形成。

H3K9me2、H3K9me3 和随后的异染色质化是怎样在开始就定位到 DNA 序列的？一个可能机制在最初充当 H3K9me 的触发：DNA 结合因子，如转录因子或 RNA 干扰（RNAi）。由 RNAi 直接对 H3K9me 靶向作用的证据首先来源于这些研究，即核心 RNAi 机制包括

Dicer（DCR）、Argonaute（ago）和依赖于 RNA 的 RNA 聚合酶。随后，数个不同有机体中的研究揭示了在异染色质重建中 RNAi 的作用。在靶向异染色质化中涉及的转录因子如 Atf1、PCR1 和 Taz1 被报道。尽管 H3K9me 在传统意义上与抑制相联系，当前的研究揭示 H3K9me3 能够和 HP1 一起定位于活化基因的基因体中。这个观察导致当前可用的模型，即位于编码区域的 H3K9me 是激活剂，而在启动子区域的 H3K9me 是抑制剂。H3K27 的甲基化涉及 HOX 基因表达的沉默，这些表明相同标记在基因组印记中也涉及 X 染色体的失活和沉默。

需要注意的是，在胚胎干细胞 ChIP chip 和 ChIP- 序列的研究中，提示一些基因本身并不在胚胎干细胞中表达，同样在它的启动子有抑制（H3K27me3）和激活（H3K4me3）标记，形成所谓的二价体区域。和分化相同，二价体区域基因通过去除一个相关标记决定单价体而因此获得稳定的激活或稳定的抑制。因此，这些二价体区域被认为可以在某一个发育窗口保持基因抑制，而不是在另一个以后发育阶段保持稳定的激活状态。

精氨酸甲基化被认为是一个激活标记，事实是蛋白质赖氨酸甲基化酶通过转录因子被招募到启动子。举例而言，由组蛋白赖氨酸甲基化调节的启动子是 pS2 启动子，是雌激素受体（ER）的一个下游靶点。实际上，这个基因经历 ON/OFF 的转录是在一个精确控制和特定模式下形成激活的循环。pS2 转录激活蛋白质赖氨酸甲基化酶 1（PRMT1）的招募和精氨酸甲基化酶 1（CARM1）的招募有关。然而近来相同组织的一些研究发现这些激活循环可能实际上起源于 DNA 甲基化和去甲基化循环，可能不来自精氨酸甲基化标记。

我们现在知道，在转录中的精氨酸甲基化作用，激活或者抑制依赖于其中的精氨酸甲基化酶（RMT）的类型。例如，I 型 RMT 包括 CARM1、PRMT1 和 PRMT2，以及产生单甲基赖氨酸和不对称二甲基精氨酸诱导剂，涉及激活过程。而 II 型精氨酸甲基化酶 PRMT5，产生单甲基赖氨酸和对称二甲基精氨酸诱导剂，涉及抑制过程。它和 mSin3/HDAC、Brg1/hBrm 有关，被招募到涉及细胞增殖控制的基因（如 C-Myc 靶点基因、cad 和肿瘤抑制剂、ST7 与 NM23），从而与它们的功能抑制相关。

2. 组蛋白甲基化在 DNA 修复中的作用

组蛋白甲基化在 DNA 损伤反应中的作用和 DNA 修复还远没有被研究清楚。然而赖氨酸甲基化作用的介入，使除转录调节外的进程受到关注。Set9 组蛋白赖氨酸甲基化酶的作用使 H4 甲基化定位于 Crb2，这是在裂殖酵母中的一种 DNA 损伤感受器和检查点蛋白，它定位到 DNA 损伤区域，因此在基因毒性压力下可以增加细胞生存率。Crb2 被招募到 DNA 修复聚点是通过双倍的 Crb2 的 tudor 结构域依赖于对于甲基化 H4K20 而获得认识，之后电离辐射诱发的 DNA 损伤发生在 DNA 修复区域的核集聚点，它包含甲基化 H4K20 和细胞周期检查蛋白 Crb2。同样，Crb2 的哺乳动物同源体 53BP1，也在 DNA 的 DSBs 区

表观遗传机制与消化道肿瘤诊疗

域结合到甲基化的 H3 上。需要注意的是，Crb2 和 53BP1 确实不能识别来源于 K20 的三甲基形式，它可能是适应 DNA 损伤的修饰中的一个不同作用。

（七）磷酸化

组蛋白的磷酸化是指将磷酸盐加入一个蛋白分子中。磷酸化由许多特异性蛋白酶所催化，而磷酸酶介导磷酸基的移除。组蛋白也可以获得磷酸化，多数研究的组蛋白磷酸化区域是在组蛋白 H3S10，在有丝分裂中由极光激酶 B 所保存，H2A 变体的 S139、H2AX，由 ATM 和 ATR 介导的 DNA 损伤修复是依赖磷酸化作用的。H2AX 可以额外被酪氨酸142 磷酸化。研究也揭示 H4S1 和其连接组蛋白 H1（S18、S173、S189、T11、T138 和T155）也可以分别被 CK2 和 DNA-PK 磷酸化。

1. 组蛋白磷酸化在转录调节中的作用

组蛋白磷酸化和基因表达的相互关系还远未被理解。H3S10（H3S10P）的磷酸化在有丝分裂和减数分裂中最初被联系到染色质浓缩和分离中。有丝分裂标记的细节研究工作一直由 David Allis 实验室引领，该实验室的研究者一直重视有丝分裂中常染色体等位基因HP1-α、HP1-β 和 HP1-γ 的状态研究。这些组蛋白通过与 H3K9me3 的相互作用而获得招募，从而发生异染色质化。然而，在有丝分裂中即使保留了 H3K9me3 标记，这些标记仍然会从染色质中喷出。

另外，H3S10P 的增加有助于这些组蛋白的回收。虽然这一假设仍有待实验确认，但这可能吸引更多的研究者来研究更合适的染色质的浓缩和分离。H3S10P 在染色质凝聚中的作用暗示其转录的抑制作用。然而逐步积累的证据暗示，这一标记在不同有机体的基因转录激活中发挥相当重要的作用。例如，果蝇的热激基因的诱导伴随着 H3S10P 的增加，H3S10P 的去磷酸化反应是通过 PP2A（蛋白磷酸酶 2A）实现的，这也导致了转录的抑制。另外，H3S10P 在 NF-kB 调节基因的激活上起重要作用。研究表明磷酸化过程可以诱导荧光结合蛋白 14-3-3 的积累，在发芽酵母菌的基因组芯片分析中也得到证明，有几种激酶不仅存在于细胞质中，而且存在于染色质的特殊基因中，这也表明激酶信号传导级联可能通过特殊基因和基因启动子的组蛋白磷酸化来直接影响基因表达。

2. 组蛋白磷酸化在 DNA 修复中的作用

组蛋白的磷酸化，特别是 H2AX 的磷酸化，除了在染色质的凝聚和转录中起重要作用，还在 DNA 损伤应答和修复中起重要作用。H2AX 的快速磷酸化，由 PI3K 激酶介导在双链断裂（DSB）的区域，即在丝氨酸 129（rH2AX）中，是最早被发现的一种翻译后的 DNA 损伤信号事件，其与 H2AX 上的酪氨酸 142 磷酸化是不相关的。实际上，H2AX 的酪氨酸142 磷酸化是在生理条件下由威廉姆斯综合征转录因子（WSTF）激活的，而去磷酸化是为适应 DNA 损伤，通过 Eya 蛋白质酪氨酸磷酸酶激活，与丝氨酸磷酸化增加相互关联的。

WSTF 激活和 Eya 蛋白质氨酸磷酸酶激活在磷光体 ATM 和 MDC1 到 DNA 损伤区域的早期招募反应中发挥重要作用，因此优先处理 DNA 修复而不是先诱导细胞凋亡。

在 DSBs 区域，γH2AX 在酵母中有千碱基，或者在哺乳动物细胞可发现兆碱基，它是修复蛋白的积累和保留所必需的。γH2AX 在内聚黏合环绕 DSB 的大区域也发挥重要作用，有事件证实其还在姐妹染色单体的复制修复中起重要作用。但是，γH2AX 对于 NuA4 组蛋白乙酰转移酶（HAT）复合体招募到由 HO 核酸内切酶诱导的 DNA DSBs 区域是必需的。HAT 复合体招募到 γH2AX 是由 Arp4 介导的，并导致环绕断裂区域的染色质乙酰化，进而促进 DNA 损伤的有效修复。同时，作为 NuA4 的 HAT 复合体的一部分，Arp4 是 ATP 依赖的染色体重建复合体 INO80/SWR1 的一个亚基。其中，INO80/SWR1 也可以被招募到 DNA 断裂点的 γH2AX 周围，它的再塑活性似乎对于 DNA 的 DSBs 修复是必需的。因此，这些细胞可以为了促进 DNA 修复而利用激活组蛋白的修饰和重塑复合物。

γH2AX 在 DSBs 中的具体作用尚在争论中。起初，H2AX 的磷酸化暗示通过它们的 BRCT（BRCA1 羟基末端）区域招募 DNA 修复酶是必需的。然而，塞莱斯特（Celeste）等的一项研究改变了我们对于 γH2AX 的 DNA 修复蛋白作用的理解，包括对于 BRCA1 和 Nbs1 被招募到 DNA 断裂甚至 γH2AX 缺乏区域的理解。另外，γH2AX 的存在对于电离辐射诱导聚焦点（IRIF）的形成是必要的，H2AX 磷酸化的作用可能对于 DNA 修复因子的最初招募是可有可无的，但对于这些因子在 DNA 断裂区域的聚集和保持是必需的。DNA 断裂相关的组蛋白磷酸化也能够通过酪蛋白激酶 2（CK2）在 H4S1 发生激活，以响应 DNA 损伤和通过非同源末端连接（NHEJ）促进双链断裂的修复。需要注意的是，磷酸化同时乙酰化下降暗示 H4 的去乙酰化和这些事件可能在 DNA 修复完成后调节染色质恢复。最后，H1 组蛋白的连接体可为 PI3K 家族成员的 DNA-PKcs 所磷酸化，NHEJ 高效 DNA 修复对于这一磷酸化过程是必需的。

（八）乙酰化

乙酰化是指一种引入一个乙酰功能基团进入一个有机复合物中的反应。组蛋白和非组蛋白都可以被乙酰化。组蛋白乙酰化存在于组蛋白氨基端，从乙酰辅酶 A（acetyl CoA）中转移一个乙酰基到赖氨酸 ε- 氨基端。这个有酶催化的活性酶被称为组蛋白乙酰转移酶。乙酰辅酶 A 在 HATs 中可以识别出一个特异性区域，即 AT 区域。HAT 经常存在于多亚单位复合体中连接蛋白质和几个其他未知功能的分子。乙酰化可以发生在所有四种组蛋白（H3、H4、H2B 和 H2A）的特定赖氨酸中。组蛋白的高乙酰化被认为是转录活性区域的标志。另外，乙酰化的作用不仅与转录有关，而且可以影响 DNA 的基础细胞进程，如 DNA 修复和复制。

（九）去乙酰化

有三个不同的家族参与组蛋白去乙酰化：Ⅰ型组蛋白脱乙酰酶、Ⅱ型组蛋白脱乙酰酶和Ⅲ型 NAD 依赖的 Sir 家族酶。它们涉及多种信号途径和存在多种抑制染色质复合物。类似于 HATs，这些酶作为一个特殊乙酰基大多不显示特异性。然而，酵母酶 Hda1 似乎对 H3 和 H2B 显示高度特异性，Hos2 对 H3 和 H4 有特异性。裂体生殖酵母菌 IB 型组蛋白脱乙酰酶 Sir2 及它的人类同源体 SirT2 有限地去乙酰化 H4K16ac。当前，Sir2/SirT2 也能够去乙酰化 H3K56。

1.组蛋白乙酰化在转录调节中的作用

传统的组蛋白乙酰化的作用是转录调节。在转录中涉及 HATs，表明活化的转录基因染色质区域有高乙酰化组蛋白。乙酰基附加到组蛋白尾提示中和组蛋白电荷，弱化组蛋白 DNA 相互作用，松解染色质结构和促进转录机制进程。例如，自 H4K16ac 进入核小体阵列阻止染色质丝的形成和防止 ATP 依赖的染色质重塑因子调节核小体滑动。另外，组蛋白促进转录的两种机制被揭示：①组蛋白乙酰化可能为转录调节因子招募充当一个特殊的停泊位点；②组蛋白乙酰化可能作用在结合其他组蛋白修饰（甲基化、磷酸化和泛素化作用）上形成组蛋白密码，这决定基因转录的生物学结果。

来源于 GNAT 和 MYST 的 HAT 复合物其揭示其招募激活绑定核小体导致转录激活作用。SAGA 的招募导致 H3 启动子近端的乙酰化，而 NuA4 的招募导致了较广泛区域的 H4 乙酰化（＞3 kbp）。组蛋白的高乙酰化与转录激活联系在一起，NuA4 依赖的组蛋白 H4 乙酰化表明影响特异性基因的转录，如 His4、Lys2、核糖体蛋白和热激蛋白。

另外，TRRAP（许多 HAT 复合物的一个亚单位）由 C-Myc 招募到 Pol1 转录基因的启动子区。TRRAP 的招募导致了组蛋白乙酰化的增加，以及 RNA 聚合酶Ⅰ的招募和 rRNA 转录的激活。几种激活子和 Tra1（酵母中 TRRAP 的同源体）辅因子间的相互作用在酵母中被发现，这种相互作用对于有效的转录激活是必需的。例如，C-Myc 绑定在组蛋白乙酰化区域相互作用。在染色质结构中，人们发现可以通过上调 GCN5 使得 C-Myc 和 N-Myc 涉及广泛的活化染色质维护。在哺乳动物中，TRRAP 也涉及转录的调节。例如，TRRAP 将 TIP60 和 Gcn5/PCAF 招募到它们的启动子区，激活靶向基因的转录，随后组蛋白 H4 和 H3 依次分别乙酰化。H3K56ac 也涉及转录的激活，H3K56 残基在核小体中面向 DNA 的大沟，所以乙酰化时它在一个特别好的位置影响组蛋白和 DNA 的相互作用。

2.组蛋白乙酰化在 DNA 修复中的作用

HAT 酶在转录调节中的作用很好被确定，当前许多报告涉及在 DNA 损伤的发现和 DNA 修复时 HATs 和组蛋白乙酰化。TATA box 自由结合蛋白 TAFII（TFTC）——一个包含 Gcn5 HAT 的复合物，在包含 UV 损伤 DNA 的哺乳动物核小体中出现优先乙酰化组蛋白 H3 的现象，而 STAGA（SPT3-TAFII31-Gcn5L，乙酰化转移酶）与 UC 损伤结合因子有关。突变的酵母菌组在组蛋白 H4 的 N 端——一个易受乙酰化的部位显示，其 DNA 的 DSB 修复组和成对复制是有缺陷的，Esa1（酵母菌 NuA4 的催化元件）显示对乙酰化是负责的。TIP60（哺乳动物的 Esa1 的同源体）显示在基因毒性压力下 DNA 的 DSB 修复是很重要的。另外，Yng2 的突变（一种酵母 NuA4 复合物的组元）导致酵母菌对 DNA 损伤的低效率修复和高度敏感性，这些都源于基因毒性物质和诱导复制叉的停顿。最后，组蛋白 H3 或者酵母乙酰化转移酶 HAT1 特异性赖氨酸残基的突变，导致对 DNA 的 DSB 诱导基因的高敏感性。

在 DNA 修复中，乙酰化作用的数据增加来自近几年的报道。在 DNA 损伤区域的 NuA4 HAT 复合物与区域特异性组蛋白 H4 乙酰化的结合在 DSBs 被诱导后被发现协同作用了组蛋白 H2A 磷酸化。另外，组蛋白 H3 乙酰化是大量修复最新重组的组蛋白，并在这一乙酰化过程中容易出现缺陷，导致对 DNA 损伤物敏感并在复制过程中引起 DNA 断裂。同时，组蛋白 H3 和 H4 乙酰化和去乙酰化是由同源 DSBs 直接修复触发的。与这些发现相一致的是，Gcn5 和 Esa1 HATs 在酵母内是由 H0 核酸内切酶招募染色质环绕在一个 DSB 周围的。在组蛋白氨基尾端靠组蛋白修饰，组蛋白核心修复也在 DNA 修复中发挥重要作用。对于 DNA 损伤反应的 H3K56 乙酰化作用可以被例证，发芽酵母菌的 H3K56 乙酰化被放置在最新综合的组蛋白中，发生在 S 期和消失在 G2 期。然而，DNA 损伤的存在使得脱乙酰酶持续对 H3K56、Hst3 和 Hst4（Sir2 的两种间接同源体）发生下调和修饰。Rtt109 酶乙酰化 H3K56，近来被发现涉及基因稳定和 DNA 的修复。

组蛋白由 TRRAP/TIP60 HAT 介导的乙酰化反应对于招募和装载修复蛋白到 DNA 的 DSBs 区域和 DNA 修复是重要的。这些发现导致了一个模型，在这个模型中诱导 DSBs，导致 TIP60/NuA4 复合物到 DSBs 的招募和伴随 H4 在氨基末端尾的乙酰化发生。

（十）MYST 家族与 GNAT 超家族

1.MYST 家族

MYST 家族是由下面发现的家族成员命名的：MOZ、YBF2/SAS3、SAS2 和 TIP60。这些蛋白质被集合在一起，基于相近的序列相似性和特定乙酰转移酶同源区所占位置（GNAT 超家族 motifA 的部分）结合乙酰辅酶 A，再加上锌指结构区域称为 C2HC（C-X2-C-X13-H-X-C）和一个 E-RR motif（Esa1-Rpd3），这对于酶的活化及底物的识别是必需的。当前，这个家族的其他成员被鉴定出来，包括酵母中的 Esa1、果蝇中的 MOF、哺乳动物中的 HBO1 和 MORF。它们除了结构相似，在不同的有机体中有不同功能。它们的相似点在于都有一个 AT 区域，不同点在于它们有不同的 C 端和 N 端，导致了不同的作用物。另外，MYST 家族成员具有染色体结构域或额外的称为 PHD 区域的锌指结构。

2.GNAT 超家族

所有的 GNAT 超家族成员与 Gcn5 有相似的结构和序列，这一超家族由于在 4 个区域有不同程度的保守性（A 到 D），因此具有特征性，并跨域了超过 100 个碱基，这些区域首先通过在 Gcn5 和 B 型 Hat1 中比较而确定。MotifA 也称为 AT 区域，包含一个 Arg/Gln-X-XGly-X-Gly/Ala 序列和其他 HAT 家族共享。它相当保守，对于乙酰辅酶 A 的识别和连接非常重要，这个基因序列的三维空间结构到目前为止高度保守在 15GNAT 蛋白质晶体中。C 基因序列在大多数 GNAT 家族乙酰转移酶中，而不在大多数的 HATs 中。GNAT 超家族包含超过 10 000 个成员，分布在所有生命领域中，既在组蛋白乙酰转移酶（HAT）中也在非组蛋白乙酰转移酶中。GNAT 超家族的主要成员有 Gcn5、PCAF、Hat1、Elp3 和 Hpa2。

（十一）HAT 复合物

大多数 HAT 酶单独在核小体中是不能够乙酰化组蛋白的。然而，当存在多亚基复合物时，这些酶就具有更稳定和更多的组蛋白型特异性。此外，HAT 酶的底物可能会改变 HAT 复合物及其所属物。此修饰的特异性进一步证实了这样的事实，即不同的 HAT 复合物具有不同的底物特异性，并可能共享亚基。例如，TRRAP 共享几种 HAT 复合体，STAGA 和 TFTC 复合物共享它们所有的亚基（除了一些高分子量的 TAFs），后者不是 STAGA 的部分。HAT 复合物在人和酵母中已被纯化，功能上相当于两种有机物，并被分为几个家族。

在所有 HAT 复合物中，GNAT 或 SAGA 类似 HAT 复合物（SAGA、SLIK、PCAF、STAGA、TFTC），事实上由于它们包含 TAFs 而具独特性。这些复合物酶的亚基能被 Gcn5 或 PCAF 代表。迄今为止，隶属于这组的两种复合物在酵母中已经被发现（SAGA 和 SALSA/SLIK），有三种在人类中被发现（PCAF、STAGA、TFTC）。在苍蝇和老鼠中存在 GNAT、SAGA 类似复合物的重要性也被提及。复合物的亚单位包括 Ada 蛋白、Spt 蛋白、TAFs、SAP130 和 TRRAP。NuA3（组蛋白 H3 核小体乙酰转移酶）是一种酵母 HAT 复合物，在格兰特（Grant）等人的研究中被鉴定出来。它是一种包含 500 kDa 的复合物，是组蛋白 H3 核小体中唯一的乙酰化物。

在 NuA3 复合物中被纯化的肽蛋白序列被鉴定为 SAS3，是一种与基因沉默有关的 MYST 蛋白，作为 HAT 复合物催化亚基。NuA3 也包含 TBP 的相关因子 yTAF（II）30。另外，Yng1 作为 NuA3 的亚基被鉴定出来，目前被发现属于 PHD 锌指蛋白与 H3K4me3 相关。在 Yng1 和 H3K4me3 之间相互作用似乎促进 H3K14 的 NuA3 之 HAT 激活和一组锚定可读框（ORFs）的转录。对于 NuA3 的体外研究类似于 ADA 的研究，研究表明两种复合物不能与激活区域相互作用或者通过一个特殊途径来激活转录。NuA4（组蛋白 H4 核小体乙酰转移酶）/TIP60 复合物和另外一个酵母 HAT 复合物被格兰特等人鉴定发现。SAGA、NuA3 和 ADA 的人类同源体被称为 TIP60。Gcn5、NuA4、TIP60 在游离形态可以乙酰化组蛋白 H4、H3 和 H2A，但不能乙酰化组蛋白折叠进入核小体中，它们的活化似乎在多亚基复合体中依赖其他蛋白质的存在，这些复合物近来也在果蝇中被鉴定发现。

当前，进一步的研究鉴定了三种新的复合物共享 NuA4/TIP60 复合物的几个亚基。第一种复合物在人体内被鉴定出来，它和 TIP60 非常相似，是 p400 复合物和另外一种复合物，包含 TRRAP-BAF53-TIP48-IP49。p400 使得一些 HAT 活性丧失，也能水解 ATP。第二种复合物有 HAT 活性。第三种复合物在酵母中被鉴定出来，它代表一种小 NuA 复合物，仅有三个亚单位（TIP60p/NuA4-Ing3-Epc1）。NuA4 和它的同源体也存在于人体中，似乎代表 TIP60 的催化核心。

（十二）p300/CBP

p300 和 CBP 经常被看作一个信号实体，两种蛋白质被看作结构和功能相同的染色体，两种蛋白质都显示出功能上的互换，但两种蛋白质分别有几种功能和结构特性。实际上，一些研究提示磷酸化残基对两种蛋白质分别具有特异性。鉴于两种蛋白质对于凋亡和 G_1 期胚胎癌细胞捕获的重要性，细胞分化和细胞周期的诱导抑制剂 p21/Cip1 依赖 p300，而诱导 p27/Kip1 又需要 CBP。最显著的差异来自功能的研究显示，两种蛋白质的任何一种被敲除都将导致两种不同表型的损失。两种组蛋白乙酰转移酶活性的特异性至少部分解释了两种蛋白质之间的不同。

例如，CBP 近来被揭示对于组蛋白 H4K12 的乙酰化有优先权。而 p300 可以优先在体内乙酰化组蛋白 H4K8。然而，两种蛋白质乙酰化 H3K56 是通过与 ASF1A 组蛋白伴侣蛋白协作完成的。另一个组蛋白伴侣蛋白 CAF1 对于协同 H3K56ac 进入染色质是必需的，显著地对 DNA 损伤产生反应。此外，H3K56 能够被乙酰化，在细胞质中由 Gcn5- 含 HAT 的复合物被称为 Hat3.1，其优先转运到细胞核中，这使得 Gcn5 在细胞核和细胞质中均可以起作用。酵母中的另一个 HAT 类似复合物被称为 Rtt109p，被确定在细胞质中，有助于 H3K56 乙酰化。

p300/CBP 是大分子蛋白（约 300 kDa），包括 2400 个残基和一个布罗莫结构域基序，被发现在几个其他的 HAT（如 Gcn5 和 pCAF）中。p300/CBP 在很多后生动物中含有同源染色体，但不包括酵母等劣等真核生物。它们先被鉴定为转录衔接物，对于许多不同转录衔接物而言，这些转录衔接物直接接触 DNA 结合动力器官。体外研究似乎表明 p300/CBP 优先乙酰化 H2B 的 K12 和 K15，H3 的 K5、K14、K18、K56，H4 的 K8。HAT 通过获得激素信号直接参与转录的激活。人类辅激活物 ACTR、SRC-1 和 TIF2 的 HAT 激活与核激素受体相互作用，并证实在另外的转录调节系统中涉及乙酰化，被定义为 HATs 的唯一家族。

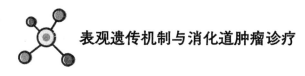

这个家族成员共享几种相似的包括羧基末端和氨基末端的 HAT 区域，基本的螺旋环螺旋 / PAS 区域，还有受体和辅激活物相互作用的区域。

二、组蛋白修饰的主要生物学效能

组蛋白的氨基末端可以进行多种修饰：乙酰化、甲基化、泛素化、磷酸化等，即组蛋白修饰。这些组蛋白修饰相互组合构成调控基因表达的组蛋白密码。组蛋白密码是一种动态转录调控成分，它可以作为一种识别标志，为 DNA 与其他蛋白质的结合产生协同或拮抗效应。已知的组蛋白修饰在 DNA 复制、转录调控、转录后翻译的过程中起着重要的生物作用。近期的相关研究发现，组蛋白修饰在各种恶性肿瘤（如乳腺癌、前列腺癌、卵巢癌、肺癌、胰腺癌、肾癌等实体肿瘤）和血液系统肿瘤中发生的改变具有重要的临床应用价值，可以作为判断患者预后的指标、监测对某些化疗药物的治疗反应、肿瘤早期诊断的标志物、肿瘤治疗的靶点等。

（一）组蛋白甲基化与肿瘤

组蛋白甲基化的生物功能主要是参与基因转录活化、沉默，X 染色体失活，异染色质致密状态，等等。组蛋白甲基化位点多位于 H3 和 H4 的精氨酸残基和赖氨酸残基上，其中精氨酸残基可发生单甲基化和双甲基化，而赖氨酸残基可发生单甲基化、双甲基化和三甲基化。组蛋白甲化移酶和组蛋白去甲基化酶，如 KDM1 和 LSD1，分别催化和逆转组蛋白的甲基化。通过不同位置的甲基化标志可以判断基因是被激活的还是被抑制的，H3K9、H4K20 的甲基化目前被认为与基因沉默有关。因此，组蛋白甲基化在肿瘤的发展过程中起着重要作用，能够调节相应位点的基因表达及维持染色质结构。检测肿瘤细胞中组蛋白的甲基化状态有助于肿瘤的诊断、预后判断及治疗。

例如，在无甲状腺转录因子 -1（TTF-1）表达的一种甲状腺癌细胞中，组蛋白 H3K9 的双甲基化增强通常与 TTF-1 启动子区 CpG 岛的超甲基化同时存在，两者呈正相关，可以把 TTF-1 作为诱导分化的一个靶点。用 PARP（DNA 损伤修复基因）抑制剂 RI34 处理甲状腺癌细胞 TPC-1 后，其钠碘同向转运体（NIS）启动子区 H3K4 和 H3K27 的三甲基化表达增加。H3K9 甲基化部位可被异染色质蛋白 1（HP1）识别并与之结合，莫斯（Moss）和瓦拉特（Wallrath）研究发现，在甲状腺癌晚期 HP1α 表达水平下调，HP1β 蛋白表达的增加可降低肿瘤细胞的浸润和转移能力。

（二）组蛋白乙酰化与肿瘤

作为组蛋白修饰最重要的方式，组蛋白乙酰化和去乙酰化分别激活和抑制基因转录，这对维持组蛋白功能和 DNA 转录是必需的。而催化这些变化的组蛋白乙酰转移酶和组蛋白脱乙酰酶，也可以针对非组蛋白类蛋白质（如转录因子），组蛋白乙酰化和去乙酰化表达失调可以对细胞增殖产生重要影响。HDAC 和（或）HAT 的基因表达水平可能成为多种肿瘤预后的指标，而组蛋白乙酰化水平也可用来预测肿瘤的侵袭性。目前已经被鉴定出来的 HDAC 抑制剂有四大类：羟肟酸类、环肽类、苯酰胺类和短链脂肪酸类。具体包括短链脂肪酸丁酸苯酯、丙戊酸（VA）、trapoxin A、缩酚酸肽（FK228）、Apicidin、MS27-275、C1-994、异羟肟酸（SAHA）、Oxamflatin、曲古抑菌素 A（TSA）等。组蛋白乙酰化状态的失衡与肿瘤的发生密切相关。

另外，HDAC 过表达或活性异常在血液系统肿瘤和实体肿瘤的发生发展中起着重要的作用，抑制 HDAC 的功能活性具有显著的体内抗肿瘤效果。HDAC 抑制剂可使细胞周期停滞、抑制细胞增殖、诱导细胞分化和促进细胞凋亡，从而达到治疗肿瘤的目的。以 HDAC 为标靶的抗肿瘤药物研发正在全球范围内展开，有多种药物正处在临床试验阶段，适应证包括血液系统肿瘤（AML 和 MM 等）和实体肿瘤（非小细胞肺癌、乳腺癌等）。因为 HDAC 抑制剂有良好的耐受性，并且只产生较少的毒效应，所以被用于抗肿瘤治疗，包括联合化疗或放疗、联合免疫治疗和维持治疗等。由于肿瘤发生机制的复杂性、高度异质性，不可能依靠单一药物或治疗方法就获得理想效果，随着表观遗传调控抗肿瘤治疗研究的开展，包括 HDAC 抑制剂在内的综合评估、综合治疗方案等临床探索具有深远的现实意义。

（三）组蛋白磷酸化与肿瘤

组蛋白磷酸化后破坏组蛋白与 DNA 间的相互作用，使染色质结构不稳定而影响转录水平，且不同磷酸化形式与不同的细胞过程相关，如有丝分裂、转录的激活、细胞凋亡及 DNA 损伤的修复等。目前，对组蛋白 H3 磷酸化的研究较多，其与有丝分裂染色体凝集紧密联系，目前已知组蛋白 H3 的磷酸化主要在其第 10 位、第 28 位丝氨酸（S10、S28）和第 3 位、第 11 位苏氨酸（T3、T11）上。组蛋白 H3 的磷酸化也与 DNA 的损伤修复机制和异染色质形成有关，如人体中 H2A 的突变体 H2AX 在 DNA 诱变剂的作用下迅速发生磷酸化。

（四）组蛋白泛素化与肿瘤

组蛋白泛素化是一种可逆的共价修饰过程，与肿瘤的发生发展有密切关系。组蛋白的泛素化修饰与甲基化修饰之间存在着复杂的联系。其中，H2B 的泛素化水平降低使 H3 出现低甲基化。H2A 泛素化可抑制 H3K4 二甲基化和三甲基化，这种现象是通过泛素化的 H2A 抑制甲基化酶的作用实现的。组蛋白的 SUMO 化主要涉及转录沉默和抑制组蛋白的乙酰化和甲基化，而且类泛素蛋白 SUMO 化修饰与多种肿瘤相关。在肝癌、肺癌、卵巢癌、乳腺癌、前列腺癌中均发现与 SUMO 化相关的酶升高，但甲状腺嗜酸细胞瘤中却发现去

SUMO 化酶升高。这些研究表明 SUMO 化修饰参与复杂的肿瘤调控过程。

（五）组蛋白 ADP- 核糖基化与肿瘤

ADP- 核糖基化是一种可逆的蛋白转录后的修饰形式。细胞 DNA 损伤后，机体立刻对其进行修复，如果修复过程受阻或修复发生差错，DNA 的结构或功能便会发生改变，从而导致细胞死亡或异常增生（肿瘤）。而聚 -ADP- 核糖基化在 DNA 修复中发挥重要作用，从而影响肿瘤的发生发展。例如，在 DNA 双链断裂的应答反应中，组蛋白 H2A 和 H2B 的聚 -ADP- 核糖基化急剧增加。PARP 酶家族在 DNA 修复、重组、凋亡和保持基因组稳定性方面起作用。

PARP 缺失的小鼠对具有遗传毒性的应激物极其敏感，并且增加了姐妹染色单体交换的危险度。PARP 与 p53 基因关系密切，PARP 活性影响 p53 基因对 DNA 反应的时间，PARP 活性越低，p53 反应的时间越长，而对其反应的程度无影响。不同 p53 类型的成胶质细胞瘤细胞在受到 γ 射线照射后，比较在有无 3- 氨基苯甲酰胺抑制 PARP 活性的情况下 p53 的表达差异，发现在 DNA 损伤后，p53 序列的特异性 DNA 结合、转录及其表达都需要 PARP 的参与。以上证据显示组蛋白 ADP- 核糖基化在 DNA 损伤导致肿瘤的发展过程中起着重要的作用，并可以影响其乙酰化、甲基化、磷酸化等修饰过程。作为组蛋白修饰的一种重要形式，组蛋白 ADP- 核糖基化在 DNA 复制、转录，核染色质重塑等一系列细胞进程中均可发生，并在其生物学效应方面取得了很大进展，但其在肿瘤细胞中的具体作用机制仍不清楚，尚待开展深入的研究。

与遗传变异不同，表观遗传具有可逆性，在肿瘤中部分细胞的治疗过程中，通过表观遗传改变产生的与耐药、转移活性相关的表型变化，可以通过表观遗传调控剂类药物进行逆转，逆转表观遗传修饰，从而改变基因表达状态，使恶性肿瘤细胞正常化，称为表观基因治疗。表观遗传调控剂类药物在对正常细胞组织影响较弱的前提下，有望作为肿瘤综合治疗方案的一部分，成为提高现行肿瘤临床治疗持续疗效的突破口之一。除 DNA 甲基化酶抑制剂较早在临床应用外，药物 3-Deazaneplanocin 阻断 HMT 的活性有可能成为新型抗肿瘤药物，而组蛋白脱乙酰酶抑制剂更有希望成为另一类临床肿瘤治疗研究进展较快的表观遗传调控药物。

综上所述，表观遗传学领域是对于染色质修复的新的研究方向，有助于对肿瘤基因的深入理解和促进预防、诊断和治疗肿瘤的新型策略的产生。染色质修复是在协调、整齐的模式下进行细胞调节的进程，如转录、DNA 复制和 DNA 修复。这些进程可能通过 TRRAP/HAT 调节，这也是直接与自我增强相互干扰作用有关的组蛋白修饰活动，如乙酰化、磷酸化和甲基化。其在关键细胞进程中和组蛋白修饰的关键功能相同，作用不可小视。大量的证明表明，这些复合物与人类的病理过程相联系。当前的基因和分子研究也直接表明了在人类癌症中组蛋白修饰和组蛋白调节复合物的作用。表观遗传不同于基因改变，它是可逆的，对于人类癌症治疗具有重要意义，异常组蛋白修饰对人类肿瘤治疗的潜在影响，使其成为人类恶性肿瘤治疗干预的分子靶点。[①]

第三节 染色质重塑

染色质重塑是指染色质位置、结构的变化，主要包括紧缩的染色质丝在核小体连接处发生松动造成染色质的分解，从而暴露基因转录启动子区的顺式作用元件，为反式作用因子与之结合提供了可能。染色质重塑的过程由两种结构介导：ATP 依赖型的核小体重塑复合体和组蛋白共价修饰复合体。前者通过水解的作用改变核小体构型；后者则对核心组蛋白 N 端尾部的共价修饰进行催化。这种修饰直接影响核小体的结构，并为其他蛋白质提供和 DNA 作用的结合位点。动态的染色质重塑是大多数以 DNA 为模板的生物学过程的基础，如基因的转录、DNA 的复制与修复、染色体的浓缩及分离和细胞凋亡，而这些生物学过程的混乱都与肿瘤的发生发展直接相关。因此，染色质重塑不仅能够调节基因的转录，同时还参与了与肿瘤密切相关的最基础的细胞生理过程。但是，不同的染色质重塑能够导致不同的肿瘤，这又提示我们这些生理过程并不是独立起作用的。尽管不同的染色质重塑的途径存在相互作用，但是这些途径之间的确切关系，尤其是它们在肿瘤发生过程中的确切关系，仍然有待进一步探索。

一、染色质重塑的认知

（一）核小体的定位

核小体是构成真核生物染色质的基本结构单位，多个核小体串联形成染色质纤维。核小体 DNA 的长度约为 165 个碱基对，其中缠绕在组蛋白八聚体周围的核心 DNA 约 1.75 圈，约合 146 bp；而相邻的核小体之间的自由区域为 20～50 个碱基的长度，换言之，基因组的 75%～90% 被核小体所占据。组蛋白八聚体由进化上高度保守的 H2A、H2B、H3 和 H4 各两个拷贝组成。核小体核心颗粒在组蛋白 H1 的作用下形成稳定结构，进一步组装成高级结构。念珠状的核小体在 DNA 分子上的精确位置称为核小体定位，进一步可分为

---

① 邢同京 . 表观遗传与消化道肿瘤 [M] . 北京：科学技术文献出版社，2018：32-50 .

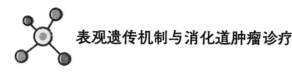

描述 DNA 特定位点与核小体核心相对线性位置的平移定位，以及描述 DNA 双螺旋与组蛋白八聚体相对方向的旋转定位。核小体定位在基因转录调控、DNA 复制与修复、可变剪接等基本生命过程中扮演着重要的角色，甚至对 DNA 序列与基因表达调控的进化也有着重要影响。此外，核小体的重要组成部分——组蛋白的修饰异常与肿瘤等重大疾病的发生发展也有紧密联系。因此，核小体定位及其功能的研究有助于揭示染色质结构对基因表达的影响，为重大疾病特别是癌症的治疗提供更多的机会。

1. 核小体定位的意义

（1）核小体定位是 DNA 正确包装的条件：核小体定位的生物学意义是指导遗传物质的正确包装。核小体的规则出现对于染色质的一级结构至关重要，该结构的规则性直接影响 30 nm 染色质纤维的形成机制。核小体可能由四个核小体组成一个活动单位，连接 DNA 的长度变异可能使 DNA 分子发生相对旋转而影响染色质纤维的结构特点。作为继发的结果，染色质的每个区段也可能有特定的位置与结构。

（2）核小体定位影响染色质功能：无论采用哪一种核小体定位机制，核小体定位总会使一些 DNA 片段被封闭或暴露，这显然不仅是 DNA 包装需要的。核小体的另外一个功能是调节基因组功能状态。基因组中的顺式调节元件需要与反式调节因子结合才可以发挥作用，而核小体的形式可能对这些相互作用产生物理屏障，所以在一定部位确定核小体定位是必要的。在一些 DNA 功能位点（如启动子区）的核小体定位不仅有线性定位特点，也有特别的空间定位特性。在一些更加特殊的 DNA 区域，如重组热点和着丝粒部位，还出现了核心组蛋白颗粒亚基的构成改变。这些情况提示核小体定位可能与 DNA 本身所要发挥的功能具有一定联系。核小体的定位特性为反式作用因子提供直接或间接的第一结合位点，从而为随后的染色质重塑和基因调节偶联提供基本结构功能。一般而言，第一结合位点被激活后，后续调节中的核小体的位置是不重要的。

2. 核小体定位的方式

在核小体定位中有两种基本的定位机制：一种是在组蛋白核心颗粒上结合的 DNA 不是随机的，在一定情况下它是由内在 DNA 序列决定的内在定位机制；另一种是在确定的核小体中，以一定的长度特性装配核小体的外在定位机制。

（1）内在定位机制：每一个核小体被特异性定位于特定的 DNA 片段上。这种机制可能是核小体定位的先导机制。一定部位的组蛋白核心颗粒优先结合一定的 DNA 序列而导致核小体定位。

（2）外在定位机制：在内在定位机制决定的优先装配的核小体形成后，就会出现一些无核小体区域，但是由于有优先核小体的限制，它们不再自由选择结合的 DNA 片段，所以随后的核小体以一个确定的长度重复出现。

在核小体定位的过程中，核心组蛋白颗粒与 DNA 的相互作用即一些 DNA 的结构特性可以影响 DNA 片段与组蛋白核心颗粒的相互作用。例如，富含 AT 的序列如果在核小体表面，则 DNA 分子小沟朝向组蛋白核心颗粒，而富含 GC 的 DNA 片段如果位于核小体表面，则 DNA 分子小沟背向组蛋白核心颗粒。大于 8 bp 的连续 AT 片段一般不会结合在核小体的中心螺旋区。

在优先的内在定位完成后，核小体的定位尽管具有长度依赖性，但是由于核小体之间可能有一定的长度变化范围，因此在后续核小体形成中也有一定的主动定位机制。一种为平移定位，这是一种后续核小体基本定位机制，其通过改变一定的长度连接 DNA，DNA 可以选择一定的 DNA 序列与核心组蛋白颗粒结合。另一种为旋转定位，在该定位方式中，DNA 分子通过旋转使一定的部位与核心组蛋白颗粒结合。

第一，核小体定位的信号：在认定核小体具有定位特性后，需要回答的第一个问题是影响核小体定位的因素有哪些，它的基本发动信号是什么。在基因组中有大量特异性或非特异性、规律或散在分布的 DNA 序列对核小体的内在或外在定位机制发挥作用。

大量的简单序列，如 AA、AAA、VWG、CTG、NGGR、TGGA、（A/T）3NN（GC）3、NN 和 A5（G/C）5 广泛分布在 DNA 序列中，为核小体提供定位信号。导致核小体定位的机制可能是这些 DNA 所表现出特定的结构特点。（CA）n 或（GC）n 逐渐形成 Z-DNA 结构，而 PuPy 区域 DNA 容易形成三股螺旋结构，这两种 DNA 结构具有排斥核小体的能力。这些不同的结构特征赋予 DNA 分子对核心组蛋白颗粒不同的亲和力，无论是亲和还是排斥都加强核小体定位的定位特性。

从功能特性方面看，在增强子或转录因子结合的位点附近往往有明确的核小体定位信号。基因组功能的改变，如组蛋白乙酰化、DNA 甲基化和染色质功能状态的改变也影响核小体的定位特性。

第二，核小体定位的方法：AA、AAA 可以形成弯曲的 DNA 结构，对大量基因组序列的分析提示该结构可能是核小体的基本主动定位信号。AA 的分子结构的关系产生大部分 DNA 分子的弯曲区。由 AA 区所产生的典型弯曲大约每相隔 680 bp 周期性出现一次，另外每 170 bp 出现一个较小的弯曲，珠蛋白基因核小体定位可能以 680 bp 间隔决定关键核小体，再以 170 bp 确定随后的核小体，它们的不同程度由 DNA 序列决定。无论是在体内还是在体外，珠蛋白基因核小体都按上述的规律分布。去除 680 bp 的 DNA 弯曲序列不仅影响对应的核小体定位，而且也影响相邻的核小体定位。

核小体定位不仅有序列依赖性，也有时间位置依赖性。部分核小体是依据序列优先定位的（内在定位机制），而其他的则先由内在定位核小体确定一定的区段后再确定定位（外在定位机制），这样就形成了核小体群的定位机制。珠蛋白基因核小体群表现为四个核小体：一个优先定位核小体和三个随后定位核小体。

核小体采用不同优先级别的核小体定位方式可以在一定区段通过较少的定位信号而得到基本一致的核小体分布，这样可以减轻附加在 DNA 序列上的信号负担。这样的定位策略对于外显子部分尤其重要，因为编码一定的氨基酸是外显子的需要，并且在一些情况下还附带有密码子使用效率决定合成速率的调节作用。事实上，在基因组中出现的任何与核小体定位有关的信号都远少于核小体数目，并且在已经研究的基因外显子中都没有出现过典型的核小体定位信号。

第三，核小体定位的时机：核小体与 DNA 的相互选择有两个时机，即 DNA 复制和转录。真核生物体内尚未发现没有核小体形成的 DNA 合成期，换言之，DNA 合成与核小体加入是一个偶联的事件，在核小体解体和重新形成的过程中可能没有新的定位机制。一般而言，在转录、DNA 修复和重组中，核小体可能发生重新定位。基本的假设是在核小体核心 DNA 上至少有一个直接或间接的位点可被相关蛋白质结合，而该结合将造成核小体的滑动或解体，进而导致重新定位或复位过程。

3. 核小体定位的测定方法

由于核小体在 DNA 上的位置并不是一成不变的，因此对核小体在 DNA 上位置的测量一直是人们研究的热点之一。早在 20 世纪 80 年代，人们就对酵母中 GAL 基因的启动子区的核小体定位及其蛋白质结合位点的分布情况进行过分析。人们用微球菌核酸酶（MNase）对酵母 DNA 进行消化，通过琼脂糖凝胶后转膜，用放射性同位素标记探针通过 DNA 印迹法来研究核小体定位与其蛋白质结合位点之间的分布关系。为了更深入地证明核小体定位与基因转录之间的关系，越来越多的研究人员致力于研究如何精确描绘出细胞中的核小体定位信息。随着越来越多研究人员的参与及实验技术的不断完善，目前已研究发展出以下几个核小体定位的测定方法。

（1）MNase-Seq 法：该方法是以 MNase-Southern 方法为基础改进而成的，是现在最为常用的测定核小体定位的方法之一。随着测序技术的日趋成熟，在全基因组基础上对核小体的定位进行描绘变成可能。该方法先用 MNase 对细胞进行消化，然后通过琼脂糖凝胶，把单核小体部分（约 147 bp）割胶回收后再在 DNA 两端装上接头进行高通量测序，最后把测序结果与该物种基因的相应位置进行比对，进而分析核小体的定位情况。由于该方法具有成本适中、技术难度低、分辨率高、后期数据处理方便的特点，因此被广泛用于各物种的核小体图谱的绘制。然而由于核小体与 DNA 的结合是一个动态的过程，因此并不能保证在使用 MNase 进行 DNA 消化的过程中不会对体内原始的核小体定位产生影响，因此消化时间的确定就显得尤为重要。

（2）ChIP chip 法：该方法是在研究蛋白质与 DNA 相互作用的基础上演变而来的

方法，主要过程是先用甲醛固定细胞，然后使用超声波将 DNA 破碎成约一个单核小体的大小，之后使用带有组蛋白抗体（通常选用组蛋白 H3 的抗体）的磁珠把相应的蛋白质拉下来，然后解交联，再把拉下的蛋白质上的 DNA 抽提出来，进行芯片分析，最后通过芯片结果判断核小体在各个基因上的定位情况。由于选用的是核小体特异的抗体，因此该方法特异性较好。然而，由于 ChIP 需要抗体的量很多，因此该方法成本较高。

（3）MNase-ChIP-Seq 法：该方法先用甲醛固定细胞，然后用 MNase 消化细胞，再使用相应抗体（通常选用组蛋白 H3 的抗体）的磁珠把相应的蛋白质拉下来，然后解交联，再把拉下的蛋白质上的 DNA 抽提出来，进行高通量测序，最后把测序结果与该物种基因的相应位置进行比对，进而分析核小体的定位情况，该方法是在 ChIP chip 的方法上改进而来的，具有分辨率高、特异性好等优点，但是由于成本较高，因此应用并不广泛。

（二）染色质重塑的步骤

染色质重塑被广泛用于描述在基因组调节过程中所发生的一系列染色质的结构变化，由于其覆盖领域广，所以并不能被准确定义为任何一个具体的生物学过程。染色体重塑的基本生物化学特点是染色质的一定区域对核酸酶敏感性的改变。对应的物理改变是核小体的位置和状态的改变，这种变化可能独立出现，也可能与转录等生物学过程偶联。

1. 染色质的组装与转录调节

染色质的成分并不复杂，主要由 DNA 分子和组蛋白分子组成。在体外体系研究中，这些成分加上细胞抽提物就可以装配出染色质的一级结构。进一步研究发现，装配染色质的一级结构所需要的基本成分除 S 组蛋白和 DNA 外，细胞抽提物所提供的基本条件为利用 ATP 的染色质组装及重塑因子（ACF）和核小体组装蛋白 1（NAP1）。ACF 为一种复合物，其包含 ACF1 和 ISWI。ACF 在有 NAP1 和 ATP 提供能量的条件下，可以把核心组蛋白装配到质粒上。

在染色质装配过程中，NAP1 和含 ISWI 的重塑间隔因子（RSF）分别结合 H2A-H2B 二聚体和（H3-H4）2 四聚体，并指导与 DNA 的结合，而 ACF1 提供间隔信号。RSF 同时具有在没有组蛋白伴侣的情况下直接指导组蛋白与 DNA 结合及确定间隔的功能。一般认为在有 ACF1 的条件下，核小体形成定位而非随机的串珠结构。ACF1 在该过程中起核小体转位作用。

在体内 DNA 复制依赖的染色质组装，除了 ACF1 及 NAP1，复制相关的染色质组装因子 1（CAF-1）和复制偶联因子（RCAF）也是必需的。CAF-1 包括三个亚基：p180、p105 和 p55。RCAF 主要由 ASF1 结合细胞新合成的、特异乙酰化修饰的 H3、H4 组成。CAF-1 的 p105 可能介导 CAF-1 与 RCAF 的 ASF1 亚基相互作用。另外，增殖细胞核抗原（PCNA）也是一个重要的、与复制相关的染色质组装蛋白质，其可能与召集 CAF-1 到达

DNA 复制和修复的区域有关。

在细胞周期内，染色质的装配还被赋予对染色质进行表观遗传修饰的任务。研究发现，乙酰转移酶 SAS 复合物在功能上与 CAF-1 和 ASF1 有联系。在染色质组装过程中，CAF-1 和 ASF1 可能召集 SAS 到新形成的核小体对染色质进行表观遗传学标记。

2. 活性染色质的产生

在体外系统中，具有转录活性的质粒 DNA 在被包装成染色质样结构后其转录活性几乎完全丢失。该结果提示染色质的形成对 DNA 转录活性具有抑制作用，这种抑制作用可能是由于组蛋白的结合封闭了转录因子结合且激活转录的位点。在真核生物中，染色质为 DNA 的基本形式，显然在染色质与活性转录之间有一个修饰的过程。

无转录活性的染色质可以被一系列过程激活，该过程至少包括两个基本步骤：先是核小体上的 DNA 与特异性 DNA 调节蛋白结合，然后形成转录复合物。在第一个步骤中，染色质装配相关蛋白参与染色质的重塑和组蛋白的修饰。该过程实际上就是染色质重新装配的过程。

（三）染色质重塑的模式

（1）滑动。核小体重塑因子（NURF）、CHARC 和酵母 SWI-SNF 复合物均可以催化核小体在同一个 DNA 分子上的顺式置换（沿 DNA 分子滑动）。NURF 可以将核小体从一个 359 bp 的 DNA 中央移动到分子的两侧。ISWI 也可催化同样的作用，但是特异性低一些。在另一个体系中，染色质接近复合体（CHRAC）可以将核小体从分子周边移动到分子中央，而 ISWI 在该体系中表现出反方向催化作用。两种主要的重塑复合物的基本功能特性是可以有效介导核小体滑动，这种作用在霍利迪结构下游的滑动会受到影响。SWI-SNF 复合物也可以介导反式置换反应，即将核小体转移到其他的 DNA 分子上，发生该反应所需要的 SWI-SNF 复合物浓度较高，提示顺式滑动是染色体重塑复合物主要的催化方式，但可能不是唯一的方式。

（2）重建。滑动为 SWI-SNF 复合物的主要催化活性，但是不能解释所有由染色质重塑导致的结构变化。在质粒核小体阵列的染色质重塑分析中发现，SWI-SNF 复合物可以重建核小体。一种方式是两个独立的核小体被结合在一起形成一个新的稳定结构。而与这些核小体相关的 DNA 分子对核酶的敏感性明显变化。这种变化引起的 DNA 分子构象变化构成了生物活性改变的分子基础。该结构更容易被 GAL4 结合，也更容易被其他转录因子调控。现在一般认为，两种主要的重塑复合物可能在不同的情况下发挥作用，SWI-SNF 复合物一般并不移除或重新定位核小体，可能通过改变局部结构来激活启动子，而 ISWI 则可能主要通过移除和重新定位核小体而暴露转录因子的作用位点。

（3）SWI-SNF 复合物和 ISWI 复合物的底物特异性。两种复合物均可以结合核小体，并且结合核小体后，复合物的 ATP 酶活性上升。但是 ISWI 复合物与核小体具有更强的结合力，而 SWI-SNF 复合物则与裸 DNA 具有更强的结合力。所以 SWI-SNF 复合物的作用机制是通过与 DNA 的高亲和力改变与核小体结合的 DNA 构型从而产生活性染色质，ISWI 复合物则可能通过与核小体核心组蛋白的相互作用导致核小体移动而激活染色质。组蛋白是 ISWI 复合物活性的必要因素，但不是 SWI-SNF 复合物活性的必要因素。

（四）染色质重塑复合物

DNA 复制、转录、修复和重组在染色质水平发生，在这些过程中，染色质重塑可导致核小体位置和结构的变化，引起染色质变化。ATP 依赖的染色质重塑因子可重新定位核小体，改变核小体结构，共价修饰组蛋白。重塑包括多种变化，一般指染色质特定区域对核酶稳定性的变化。人们发现染色质结构重塑存在于基因启动子中，转录因子 TF 及染色质重塑因子与启动子上的特定位点结合，引起特定核小体位置的改变（滑动），或核小体三维结构的改变，或两者兼有，它们都能改变染色质对核酶的敏感性。关于重塑因子调节基因表达机制的假设有两种：①1 个转录因子独立地与核小体 DNA 结合（DNA 可以是核小体或核小体之间的），然后这个转录因子再结合 1 个重塑因子，导致附近核小体结构发生稳定性的变化，又导致其他转录因子的结合，这是一个串联反应；②由重塑因子首先独立地与核小体结合，不改变其结构，但使其松动并发生滑动，这将导致转录因子的结合，从而使新形成的无核小体区域稳定。

染色质重塑是由染色质重塑复合物介导的一系列以染色质上核小体变化为基本特征的生物学过程。目前，染色质重塑复合物具有基因特异性而不具备功能特异性，换言之，染色质复合物首先识别特异性基因，而不是判断即将发生的生物学过程，这提示染色质重塑复合物将是一个复杂的体系。

1. 染色质重塑复合物的类型

染色质重塑复合物含有 ATP 酶，属于核酸激活的 DEAD/H ATPase 超家族的一个分支，它通过 ATP 水解供能改变染色质结构，从而对基因转录进行调控。到目前为止，依赖 ATP 的染色质重塑复合体主要有三类：SWI2/SNF2、ISWI 和 Mi-2/CHD。这三类复合体在各种生物体内的亚基组成、各亚基的生物化学特性及功能都有所不同。酵母 ySWI/SNF 是第一个被确认的 ATP 依赖的重塑复合体，它能影响酵母基因组中约 6% 的基因表达。SNT2p 是 ySWI/SNF 最大的亚基，具有 ATP 酶活性。之后根据与 SNF2p 基因序列的同源性比较又陆续在酵母、果蝇、人体中发现了一批 ATP 依赖的染色质重塑复合体。

（1）SWI2/SNF2 类。在多种复合物中可以分离到 SWI 和 SNF 蛋白质家族成员。SWI2/SNF2 包括酿酒酵母 SWI/SNF（ySWI/SNF）、出芽酵母 RSC、果蝇的 Brahma 复合体及人的 Brm（hBrm）和 Brg1（hBrg1）复合体。所有这些复合体都含有高度保守的 ATP

酶亚基。

ySWI/SNF 复合体是最早发现的染色质重塑复合体，至少由 11 个亚基组成，其中包括 ATP 酶亚基 SWI2/SNF2 和几个调控 H0 核酸内切酶及 SUC2 基因表达的亚基。研究发现，ySWI/SNF 除参与调控 H0 核酸内切酶和 SUC2 基因表达外，还参与其他酿酒酵母基因的转录调控。

RSC 复合体最初是从出芽酵母中鉴定出来的，含有 15 个亚基，其中至少有 2 个亚基与 ySWI/SNF 的亚基相同，其余亚基与 ySWI/SNF 亚基属同源物。RSC 复合体的生物化学特性与 ySWI/SNF 相似，不同的是 RSC 复合体包含维持酵母生命所必需的亚基，而 SWI/SNF 不含有这种亚基。

果蝇 Brahma 复合体主要有以下亚基：ATP 酶 Brm 和 Brm 结合蛋白（Brm associated proteins）Bap45/Snr1、Bap47、Bap60、Bap74、Bap111、Bap155/Moira。其中 Bap155/Moira 与酿酒酵母 SWI3、人 Baf155 和 Baf170 在结构上有 3 个区域相似。第一个区域富含脯氨酸、疏水区和芳香族氨基酸。第二个区域为富含色氨酸的 SANT 区域（因该区域存在于 SWI3、Ada2、N-CoR 和 TFIIB 而得名）。目前 Moira SANT 域的功能还不清楚，推测可能和 Moira 与 Brm 的结合有关。第三个区域是亮氨酸拉链基序，可能参与 Moira 分子之间的结合。

人的 Brm 和 Brg1 复合体有不同的 ATP 酶和 hBrm 及 hBrg1 亚基，两者氨基酸序列的相似性超过 70 %，且与 SWI2/SNF2 的基因结构高度同源。在 hBrm 和 hBrg1 复合体中，与 hBrg1 及 hBrm 亚基相结合的蛋白即 BAFs 和 Brg1- 结合蛋白也极其相似。人 SWI/SNF 类似复合体可能有多种，不同的细胞可能有不同的复合体，每种复合体可能由不同的 BAF 蛋白组成，其共性是都用 hBrg1 或 hBrm 作为催化亚基。

（2）ISWI 类。ISWI 复合物的分子规模远比 SWI/SNF 复合物小，一般由 2 ～ 6 个多肽组成。其中，研究最多的是利用 ATP 的染色质装配和重塑因子、核小体重塑因子和染色质接近复合体，这三种复合体都是从果蝇中鉴定出来的。NURF-38 是一种无机焦磷酸酶，重组 NURF-38KU 和纯化 NURF 复合体均有无机焦磷酸酶的活性，但是该活性与 NURF 重塑染色质无关。NURF 是转录活化的必须因子，缺少 NURF301 的动物热激蛋白 HSP70 和 HSP27 转录缺失。不仅如此，NURF 亚基突变还与恶性黑色素瘤的发生有关。CHRAC 复合体的分子量约为 670 kDa，含有 5 个亚基，其中 ISWI 和拓扑异构酶 II 被认为是 ATP 酶。

在含 ISWI 的染色质重塑复合物存在的条件下，DNA 与蛋白质的相互作用加强。在体外系统中，该类复合物似乎非特异性加强这些作用。在不同条件下，转录因子、外源激活因子、T 抗原，甚至原核细胞的内切酶都会因为 ISWI 的染色质重塑复合物的存在而与 DNA 结合加强。而在一定情况下，该复合物似乎可以参与转录、复制等过程，所以推测该复合物的活性可能因环境差异而表现出不同的染色质重塑方向。

（3）Mi-2 类。不同实验室采用不同的方法分离得到了此类复合体，分别命名为 NURD、NuRD 和 NRD，组成这些复合体的亚基组分差异不大。NURD 含有 HDAC1 和 HDAC2、成视网膜细胞瘤蛋白（Rb）的结合蛋白 Rb Ap46 和 Rb Ap48 及 SWI2/SNF2 ATP 酶同源物 CHD4，后者又称 Mi-2β。Mi-2 复合体不仅有染色质重塑的作用，还有组蛋白脱乙酰基的活性，可能是分别通过 Mi-2/CHD 亚基和 HDAC 来实现的。由于染色质重塑复合体通常为转录激活所必需的，而组蛋白脱乙酰基往往与转录抑制相关，因而 Mi-2 复合体既有 ATP 酶的活性又有组蛋白脱乙酰基的活性似乎没有道理。但 NURD 复合体依赖 ATP 的染色质重塑活性是为了更有利于组蛋白脱乙酰基。此外，Mi-2 复合体还存在 MTA1 和（或）MTA2 亚基，这两种亚基通常存在于有转移能力的癌细胞中。

在人和爪蛙的 Mi-2 复合体中存在甲基 -CpG 结合蛋白，说明 Mi-2 复合体特异作用于基因组的甲基化区域，而此区域往往是基因转录的不活跃区。人 NURD 复合体也含有 MBD3，但人 MBD3 和 NURD 都不能结合甲基化 DNA，而 MBD3 的同源物 MBD2 能结合甲基化 DNA。

2. 染色质重塑复合物的重塑机制

在 SWI/SNF 与 ATP 的作用下，核小体串列内的各核小体处于不停重新分布的动态过程中，这种"流动的"染色质状态有助于整个串列内的限制酶位点的可接近性普遍提高。去除 ATP 后，核小体的随机分布仍存在，不过 SWI/SNF 失活后许多酶切位点随之被封闭。关于 hSWI/SNF 重塑稳定性，在 ATP 去除后，重塑的闭合环状核小体串列最终将恢复原先的拓扑状态，重塑后的热力学能级更高。不过，构象恢复在以小时计的半衰期以后，提示重塑状态与原始状态之间有一个较高的能障。能障的大小决定构象恢复的时间长短，但最终达平衡时绝大部分重塑都已恢复原始状态。SWI/SNF 结合 DNA 有助于重塑状态的稳定，并且 SWI/SNF 的解离可能是染色质结构的调节机制之一。

所有 ATP 依赖的染色质重塑复合体都可以暴露核小体 DNA。增加 DNA 暴露的最明显的机制是 DNA 相对于组蛋白八聚体发生滑动。所有已知的重塑复合体都可以引起核小体位置的变化，这使人想到存在一个共同的滑动机制。所谓滑动，是指完整的核小体八聚体在 DNA 上顺式移动，而不被竞争性 DNA 反式取代。经典的滑动模型的机制会导致在同一方向上同样数量的 DNA 出入口的移动。产生如此移动可能涉及双链 DNA 在入口扭曲进入核小体，随着螺旋结构通过核小体传递到出口。所以，滑动并不会增加暴露 DNA 的数量，只是简单地改变暴露 DNA 的位置，导致一个被重新转移定位的核小体八聚体的形成，而原先和组蛋白作用的 DNA 将成为无核小体状态。

ISWI 重塑复合体的作用机制与 DNA 滑动模型一致。时间进程分析证明，由 ISWI 重塑复合体家族成员 NURF 重新定位的核小体组蛋白沿着 DNA 逐步移动，符合滑动模型。另外，在滑动、组装或间隔分析中通过 ISWI 相关复合体产生的所有产物均表现出核小体的基本特性。SNF2H（ISWI 的人同源蛋白）在没有空余 DNA 的单核小体上的活性比在核小体阵列上至少低 99%，甚至只能以纳摩尔为单位计算结合单核小体，提示 SNF2H 需要组蛋白八聚体具有可以滑上去的空余 DNA。

与 ISWT 复合体家族相比，SWI/SNF 复合体除能通过滑动机制完成重塑外，还能引起构象变化，通过改变 DNA、核小体或两者的构象而使核小体 DNA 暴露在组蛋白八聚体表面，引起重塑。例如，SWI/SNF 相关复合体可能在组蛋白八聚体不滑动的情况下暴露核小体 DNA，这允许它在诸如小鼠乳腺瘤病毒启动子等具有紧密核小体的启动子上行使功能。此外，核小体的平移定位能力允许 ISWI 相关复合体在各种启动子上建立特定间隔的核小体结构。

综上所述，ATP 依赖的染色质重塑作用可以通过滑动机制，或不要求组蛋白八聚体滑动的机制完成。不要求平移定位就可以使核小体 DNA 序列暴露的机制，将导致 DNA 更容易暴露在紧密包装的染色质区域。

二、染色质重塑与基因表达调控

真核细胞中 DNA 与蛋白质结合形成染色质是生物进化的必然结果。染色质的高级结构即是以核小体为基本结构单位，经过进一步的盘绕、折叠而成的。实验已证明，染色质的结构在具有转录活性的基因区域确实与基因活性惰性区域存在很大的差异。

（一）染色质结构对基因表达的作用

1. DNaseI 超敏感点与基因表达调控

在染色质中存在一些短的区段，长度为 50 ~ 200 bp，对 DNaseI 的消化十分敏感，称为 DNaseI 超敏感点（DH site），DH site 是广泛存在的，一般位于基因的 5' 端启动子之内或周围。存在于基因调控区（包括启动子和增强子）的 DNaseI 超敏感点对基因的表达是必要的，具有转录活性的启动子几乎无一例外位于 DNaseI 超敏感区。在人类 β 球蛋白基因 5' 端的上游存在着位点激活区（LARs），而其中就有 4 个 DH sites。LARs 与人类 β 球蛋白基因（包括启动子和其他一些顺式调控元件）一起转化小鼠，β 球蛋白 mRNA 转化小鼠的合成量与整合的基因拷贝数成正比。但如果其中 LARs 的两个超敏感区没有被整合，则球蛋白的表达量明显减少，LARs 失去原有的功能。

2. 染色质的异染色质化

真核细胞可以通过常染色质的异染色质化在更广泛的区域内调控基因的表达，这种整体的调控将导致大片基因失活，掩埋许多转录活性位点，起到遗传平衡的作用。这种调节是与生物组织发育过程的时空性、有序性完全吻合的，如人类女性和其他大多数雌性哺乳动物的两条 X 染色体在胚胎早期都是常染色质，之后有一条被长期异染色质化，体细胞内仅允许一条 X 染色体上有基因活动，否则将使细胞的功能失调，导致病变。在宫颈癌、胃癌细胞中，异染色质化的那条 X 染色体去凝缩，而具有两条常染色质的 X 染色体显现。染色质的异染色质化是一种功能性的调控机制，在机体协调发育的某个阶段，染色质又重新去凝缩，启动转录过程。

3. 染色质的去凝缩

在间期细胞中，使用光学显微镜染色技术可以看到染色质在不同区域的凝缩程度不同。处于活性状态的常染色质凝缩程度最轻，而异染色质和其余非活性状态的常染色质高度凝缩。因此，染色质的去凝缩也是基因表达启动的一个重要环节。在非红细胞样细胞中，β 珠蛋白基因簇是不表达的，具有抗 DNaseI 的性能，说明它们处于凝缩的染色质包装中。而地中海贫血患者的红细胞样细胞中，被调控珠蛋白基因上游远端的 LCR 区遗传性地缺失，尽管珠蛋白基因簇及其调控蛋白依然完整，但基因不能表达，此时的珠蛋白基因簇具有抗 DNaseI 的性能，说明在红细胞样细胞的发育过程中染色质没有去凝缩。[①]

（二）核小体定位与基因表达调控

核小体的形成及其在染色质上的精确定位，除导致 DNA 在组蛋白上缠绕得足够紧密，便于细胞核的包装作用外，还在基因转录起始阶段、转录延伸阶段、基因表达模式多样化和可变剪接（也称为选择性剪接）等过程中发挥着重要的调控作用。

（1）核小体参与转录起始调控。染色质的结构不均匀，表现为某些区域核小体占据率高而某些区域核小体缺乏。比如：基因间区与 ORFs 相比，核小体比较稀疏；像启动子这样的调控区，核小体分布甚至比基因间区还少。对酵母全部启动子区核小体的占据水平进行分析可以发现，启动子区核小体的占据数与启动子下游基因转录速率呈负相关，核小体缺乏区（CNFR）含有更多的转录因子结合模体。

核小体的分布特征与转录速率及转录物的丰度密切相关，并且发现功能相似的基因正好可以根据它们启动子区核小体的分布模式聚为一类。而且有些基因即使处于沉默状态，启动子区也存在稳定的 NFR，这表明 NFR 是启动子的一种开放稳定的状态。人类主要组织相容性复合体（MHC）基因 HLA-DRA 的启动子区核小体严重缺乏，如果替换 NFR 但不改变核心启动子序列，将导致转录起始位点发生偏移，这更进一步表明，HLA-DRA 基因群的转录机制是通过 NFR 而不是通过启动子序列来识别 TSS 的。此外，启动子区核小体呈周期性分布，且启动子区核小体分布的周期性越强，基因转录水平越低，反之转录水

---

① 杨瑾. 环境、肿瘤和表观遗传学 [M]. 北京：军事医学科学出版社，2014：49-61.

平越高，启动子区核小体定位模式影响基因转录水平。

调控区核小体缺乏可能是真核生物基因组的基本性质。由于核心 DNA 被包装进核小体中，阻断了负责最基本生命过程的蛋白质（如起始 DNA 复制、转录和 DNA 修复的蛋白质因子等）与 DNA 接触的机会，而核小体之间的自由区域更有利于这些蛋白质因子的进入和与其识别位点的结合，从而保证了转录因子易于接近染色质模板。由 DNA 编码的核小体组装方式（核小体在基因组上的缺乏区或占据区）明显影响基因的表达水平。

（2）核小体参与转录延伸调控。核小体不仅在转录起始阶段扮演着重要的角色，在转录延伸阶段也起着重要作用。酵母基因外显子区域的核小体定位较弱，核小体能快速地解离与重构，便于 RNA 聚合酶顺利地通过。编码区 DNA 序列的偏好性对核小体定位起着主导作用，但个别核小体定位受与转录相关的各种蛋白质因子的影响。在基因间区，核小体定位受与序列偏好程度、屏障核小体及其他蛋白质因子相互作用的影响，共同控制着转录因子结合位点（TFBS）的可结合性，从而调控基因的转录水平。单个 RNA 聚合酶 II（RNAPII）在转录延伸阶段的行为，发现编码区的核小体会导致 RNAPII 多次停顿，RNAPII 恢复转录延伸的速度较缓，导致转录速率下降。RNAPII 在转录延伸阶段并不会导致 DNA 从组蛋白上解离，而是像棘轮一样沿着念珠状的 DNA 向前推进，当碰到核小体时，DNA 临时弯曲成环状使组蛋白位置临时平移，帮助棘齿正好咬合核小体。由此可见，RNA 聚合酶在转录延伸阶段是如何读取缠绕在核小体上的 DNA 的机制尚不清楚，亟待更多的研究。

（3）核小体定位的动态性与基因表达模式变化密切相关。真核细胞内的核小体定位是动态变化的，而且这种动态变化与基因表达模式的变化密切相关。多个研究小组发现包含 TATA 框的基因（简称 TATA 基因）的启动子区核小体较多，不包含 TATA 框的基因（简称为非 TATA 基因）启动子区核小体较缺乏。TATA 基因通常是应激反应基因，表达调控进化速度较快；而非 TATA 基因通常是"看家"基因，转录水平连续稳定且进化较慢。这极有可能是核小体与转录因子竞争结合到 TATA 位点，使得转录因子与 TATA 的结合不稳定，导致转录水平出现快速的起伏。这两种核小体定位模式可以被总结为启动子调控基因表达的两种策略：第一种启动子区的 NFR 较宽且靠近 TSS，上游的核小体定位高度确定，TFBS 集中分布在 NFR 中，这类基因的转录水平连续稳定；第二种启动子区 NFR 缺乏，核小体均匀动态定位且与 TSS 的距离较近，TFBS 分散在启动子区内，TFBS 侧翼序列的变异使其容易形成核小体，这类基因转录水平起伏变化较大，可塑性较强。这两种启动子特征在人体中是保守的，核小体在这两种启动子上的分布特征与两类基因的表达模式是一致的，说明核小体的动态定位增强了基因表达模式的可塑性，有利于生物适应环境的改变，是基因表达调控进化的一种方式，这正是当前表观遗传学研究的热点。核小体定位的动态改变与基因表达模式的变化是密切相关的，虽然核小体定位的改变不是驱使基因表达模式改变的原始动力，但至少反映了基因表达模式的改变是通过暴露或隐藏启动子区某些转录因子结合位点或增强子元件，或者调整局部染色质结构，最终使基因的转录水平改变的。

（三）组蛋白及修饰在基因表达调控中的作用

组蛋白的末端共价修饰对基因表达调控有着很明显的作用，它可以通过影响组蛋白与DNA双链的亲和性改变染色质的疏松或凝聚状态，或通过影响其他转录因子与结构基因启动子的亲和性发挥基因调控作用。常见的有组蛋白的磷酸化、甲基化、乙酰化、泛素化等。其中尤以乙酰化和去乙酰化平衡为典型，甚至有人认为它可以作为染色质具有转录活性的标志。组蛋白的乙酰化减弱了染色质对DNA的限制，氨基酸失去正电荷，使组蛋白与DNA之间的结合减弱，而使核小体的构象发生变化，转录因子接近核小体的机会增加，因而对基因转录有利；当乙酰化去除后，则伴随着转录的沉默。组蛋白的乙酰化平衡由乙酰转移酶和去乙酰基酶调节。因此，对某一特定的基因而言，染色质的结构和基因转录情况决定于乙酰转移酶和去乙酰基酶的比例。

三、细胞周期中的染色体重塑

多细胞真核生物进化的基本特点使细胞的功能分化，但是真核细胞的遗传物质具有全能性，即每个细胞包含相同的遗传物质，并且真核细胞的遗传物质被包装成核小体及更高级的结构形式。然而，高度包装的遗传物质显然不是活性基因的形式，不能提供细胞分化的物质基础。此外，在细胞内的染色质重塑复合物可能是决定细胞分化的原因，通过与DNA和组蛋白的结合与修饰影响基因表达等一系列生物学过程，这些改变可能在细胞周期中得以保持和发展。这不仅决定细胞分化，也决定细胞性状的稳定传递。在细胞周期中，染色质重塑在DNA复制机制、核小体决定机制和染色体分配机制等多个水平共同决定子代与亲代细胞的遗传与性状的关系。

（一）染色体复制决定因素

1. 染色体复制的时机

染色体复制的时机决定机制是在 G_1 早期形成的。时机决定点（TDP）的标志成为前复制复合体（PRC）。珠蛋白基因在非红细胞的失活与细胞周期中的延迟复制在结构上表现为对应基因片段的核周定位与异染色质区的形成。异染色质本身的结构特点也可能是染色质获得核周定位的原因，进一步可以追溯到DNA本身的序列特性、修饰特性和核小体核心蛋白质的修饰状态。异染色质不容易结合转录因子，可能也不容易被染色质重塑复合物修饰并进一步形成前复制复合体，造成其延迟复制。例外的是，酵母的着丝粒区为异染色质，但是在细胞周期中较早复制。高 GC 含量、高异染色质蛋白 HP1 水平、组蛋白低乙酰化及特别的组蛋白组分都有可能与细胞周期染色质局部的延迟复制有关。

2. 染色体复制的起始

DNA 复制需要先解除亲代的核小体，该过程需要在复制叉形成前完成。晚 G_1 期和 S 期的磷酸化水平可以导致 H1 从 DNA 分子上脱落，使亲代 DNA 分子的结构变得较为松弛，从而便于前复制复合体与 DNA 结合。该过程一般由染色质重塑复合物 SWI-SNF、Mi-2 和 ACF 完成，由起始点识别复合体（ORC）介导的复制起始必须有 SWI-SNF 复合物参与。

在异染色质区的复制由于异染色质高度折叠，复制因子与转录因子都不容易建立前复制复合体。ACF1-ISWI 复合物可能参与异染色质区的复制过程，该复合物已经被证实为着丝粒周围染色质复制的必需物质。ACF 复合物的亚基 CHARC 在人体中也是 DNA 聚合酶 ε 的成分之一，而正是该聚合酶负责 S 期的异染色质复制。然而，ISWI 复合物对核小体的作用是在 DNA 分子上滑动，而 DNA 复制必然有核小体解聚的过程，所以可以认为在异染色质复制的过程中还有其他成分参与，现在一般认为是 SWI-SNF 复合物。另外一个影响复制的成分是促染色质转录（FACT）复合物，其最早鉴定为 RNA 聚合酶 II 的相关因子，可以介导核小体 H2A-H2B 二聚体脱离。FACT 复合物同时也与多种复制因子相互作用，这可能是高转录活性的常染色质优先复制的分子基础。

（二）染色质状态特性决定方式

细胞周期不仅复制 DNA 及细胞本身，也需维持细胞的固有特性或进行细胞分化调节。染色质本身的状态差异，结合不同染色质重塑复合物可能参与决定不同染色质在细胞周期复制的时机。而在维持和改变细胞特性的过程中，染色质的表观遗传特性有以下两种基本的决定方式。

1. 复制依赖的染色质状态决定方式

DNA 的半保留复制是保证遗传物质稳定的基础，但是在遗传物质传递的过程中，有关核小体的表观遗传性状可能会丢失。早期认为，核小体解聚时先形成（H3-H4）2 四聚体和 H2A-H2B 二聚体，然后都被随机分配到新 DNA 分子上，这样组蛋白的标记信息难以传递到新染色质。最近研究发现，CAF-1 往往结合的是 H3-H4 二聚体，该二聚体的形式被半保留分配到新的核小体，这样核小体也有半保留复制机制，亲代的核小体可以指导新的核小体蛋白质修饰从而保证表观遗传性状的遗传，但是目前并不是所有的实验都支持该学说，主流观点还是认为（H3-H4）2 四聚体为基本的传递单元。

解释细胞周期染色质表观遗传特性遗传的还有一个窗口学说，该学说认为在早 S 期的组蛋白是高乙酰化的，而在晚 S 期的组蛋白是低乙酰化的，这样先复制的高转录活性基因保持其活性状态，而后复制的异染色质保持低转录活性状态。不同的时间窗口赋予不同的表观遗传特性，但是这不能解释所有情况，即后复制的活性基因与先复制的异染色质都是存在的，同时也是亲代的核小体解聚后随机分配到子代的 DNA 分子，但是亲代标记的组蛋白将指导子代的组蛋白修饰，并且该修饰可以向周围扩展，从而保证表观遗传特性的连续性。异染色质蛋白 HP1 与组蛋白 H3 的相互作用可能为该学说提供支持。HP1 是异染色质维持的关键蛋白，其与 H3 相互作用并介导 H3L9 甲基化。HP1 可以召集使周围核小体发生类似变化的 CAF-1。

CpG 岛甲基化是另一个重要的表观遗传特性，并且该特性是一个不被复制消除的特性。维持该性状的基本方法是 PCNA 召集 DNA 甲基化酶到复制叉。DNA 甲基化与组蛋白去乙酰化同时发生从而保证转录抑制。同样，CpG 岛甲基化失活也有·CAF-1 对 H3L9 的甲基化修饰。

染色质重塑复合物也是维持细胞周期表观遗传稳定的重要机制，其决定了染色质复制的时机和方式，也可能记忆亲代染色质的表观遗传特性并且指导子代染色质的修饰。核仁重塑复合物（NoRC）为 SWI-SNF 复合物的一个成员，其可以识别结合复制的 rDNA 并且指导它们的失活标记。其在 CpG 岛完成包括 DNA 甲基化、H4 去乙酰化和 H3 甲基化等一系列修饰。miRNA 是一个新发现的控制染色质表观遗传特性的机制。异染色质蛋白 HP1 的 RNA 结合能力提示在维持异染色质状态中 RNA 可能有一定的作用。

2. 非复制依赖的染色质状态决定方式

不依赖 DNA 复制的染色质决定是染色质状态的另一个影响因素，其主要通过选择性使用组蛋白类似物来实现，CENP-A、H2A.Z 和 H3.3 就是典型的例子。在着丝粒部位，核小体的 H3 组分为着丝粒蛋白 A（CENP-A）取代。由 CENP-A 组成的核小体比正常的核小体更加紧密，其可能赋予着丝粒特定的表观遗传特性。另外，CENP-A 无论在细胞周期的哪一个时相均可以加载到着丝粒部位，提示该作用不依赖 DNA 复制。而 NURF 和 CAF-1 为 CENP-A 的特异性加载所必需。

与 H2A 不同，H2A.Z 的表达表现为非复制依赖特性。在染色质重塑复合物 SWRI 的作用下，H2A.Z-H2B 二聚体可以从核小体中置换出 H2A-H2B 二聚体。含有 H2A.Z-H2B 二聚体的染色质可以防止异染色质扩散到相邻的常染色质区。至于 SWRI 复合物识别对应核小体的机制，一般认为是通过对组蛋白的乙酰化状态识别的。SWRI 可以与转录因子 TFI-ID 的相互作用蛋白 Bdf1 及组蛋白乙酰转移酶复合物组分 NuA4 相互作用来识别需要取代的核小体。

H3.3 位主要见于活性染色质的组蛋白组分。在细胞周期的 S 期，细胞合成 H3.1 作为染色质装配的一般原料，而原先活性染色质区所含有的 H3.3 则被稀释。在 DNA 复制完成后，含有部分 H3.3 的染色质可能依然具备一定的转录活性，同时在非 S 期，H3.3 的合成取代 H3.1，并且逐步在与转录相关的核小体重组中完成活性染色质的 H3 取代工作，从而恢复到与亲代染色质的相似的活性状态。

染色质重塑是一个还没有完全阐明的生物学过程，其基本功能是调控真核生物的基因组功能状态。染色质重塑贯穿遗传物质包装到基因表达的整个环节。决定染色质状态的基本因素包括 DNA、组蛋白和染色质重塑复合物。尽管在体外表现为以非特异性激活为主的复合物，但是在体内其可能是一个有相对特异性、有激活作用也可能有抑制作用的复合物，其参与 DNA 复制、重组和修复等过程，作为信号传导和细胞功能状态调控的一部分，影响发育、分化等生物学过程，并且在肿瘤等疾病中扮演重要角色。

第四节　非编码 RNA

一、非编码 RNA 的认知

非编码 RNA（ncRNA）是一类不翻译成蛋白质的 RNA 分子。功能性的 ncRNA 包括基本 ncRNA 和调控 ncRNA。其中，基本 ncRNA 主要指转运 RNA、核糖体 RNA、核内小 RNA（snRNA）和核仁小 RNA（snoRNA）。根据转录的长度，调控 ncRNA 可以分为长度不大于 200 bp 的小调控 RNA 和长度大于 200 bp 的长非编码 RNA（lncRNA）。基本 ncRNA 主要参与 mRNA 的翻译、剪接、rRNA 修饰及染色体的维持与分离等，而调控 ncRNA 则参与基因表达的各个层面。

小调控 RNA 主要包括 miRNA、siRNA 和 piRNA，它们在很多物种中调控转录基因沉默、mRNA 降解及翻译抑制。miRNA 是约 22 个核酸长度的非编码 RNA，源自具有茎 - 环结构的 miRNA 前体，是当前研究最为透彻的内源性小调控 RNA。在真核生物中，通过与 AGO 蛋白结合，成熟的 miRNA 先组装进 RNA 诱导沉默复合体（RISCs），然后以碱基互补配对的方式识别 mRNA 中的靶标位点，并主要在转录后水平抑制基因的表达。在植物中，miRNA 主要以完全互补或较高互补的方式与可读框中的靶标位点结合；在动物中，miRNA 的靶标位点一般位于 3' 非翻译区（3'UTR），miRNA 以部分互补的方式与靶标位点结合，从而抑制目标基因的表达。miRNA 诱导沉默复合体（miRISC）抑制基因表达的机制可能包括与 eIF4E 竞争结合 5' 端的加帽；招募 eIF6 阻止核糖体亚基的结合；通过脱腺苷酸化阻止 mRNA 环化的形成；促使核糖体与 mRNA 分离，抑制 mRNA 的翻译；介导脱腺苷酸化并使 mRNA 去帽，从而导致 mRNA 的降解。

siRNA 长度约为 21 个核苷酸，源自双链 RNA 或具有长茎-环结构的 RNA 分子，主要通过 RNA 干扰防御病毒、转座子和转基因等外来核酸分子。与 miRNA 类似，siRNA 的形成也需要 Dicer 相关复合物处理双链 RNA 前体。在 AGO 相关复合物的引导下，siRNA 才能以碱基互补配对的方式发挥功能。siRNA 的经典调控机制：siRNA 先组装进 RISC，然后以接近完全互补的方式与 mRNA 结合，此时 RISC 的蛋白质组分 slicer 可在结合区域的中间位置剪接 mRNA，剪接后的 mRNA 进一步被细胞内的外切核酸酶降解。有时，siRNA 可与目标 mRNA 非完全互补，以类似 miRNA 的方式抑制翻译。另外，siRNA 也可介导异染色质的形成。

piRNA 长度为 24～32 个核苷酸，是生殖腺特有的、与 AGO 蛋白 Piwi 亚家族相关联的小 RNA，主要在生殖腺中以碱基互补配对的方式抑制转座子的活性。与 miRNA 和 siRNA 不同，piRNA 来源于单链 RNA 前体，且其合成过程不需要 Dicer 相关复合物的参与。在果蝇中，Piwi、Aub 和 AGO3 三种 Piwi 亚家族蛋白质都可与 piRNA 结合，特异性地抑制转座子。对于果蝇卵巢生殖细胞：首先，转座子反义转录物经未知核酸酶切割产生初级 piRNA；其次，Aub 与模板 piRNA 结合并切割编码链上的 piRNA 前体，产生可与 AGO3 结合的编码 piRNA，相应地，AGO3 与编码 piRNA 结合也可切割模板链上的 piRNA 前体，从而产生模板 piRNA。这种以初级 piRNA 为引导物，不断产生次级 piRNA 的过程就是乒乓循环模型。而在果蝇卵巢体细胞中，与 Piwi 结合的 flamingo piRNA 的产生则没有乒乓循环。一些 piRNA 的作用并不局限于转座子，如 su（ste）-piRNA 源自果蝇 Y 染色体的 su 位点，可以抑制编码基因的表达。

调控 ncRNA 中大部分是长链非编码 RNA，小调控 RNA 主要参与转录后水平的调控，而长链非编码 RNA 则可从表观遗传、转录水平、转录后水平等多个层次来影响基因的表达。ncRNA 介导染色质修饰的机制可能包括直接招募染色质修饰复合物到特定的基因组区域；与远端的染色质修饰复合物相互作用并形成染色质环，长期影响染色质结构；与特定的 DNA 序列形成三股螺旋，从而特异性地招募染色质修饰复合物；改变染色质修饰复合物的构象，从而影响复合物的活性。在转录水平上，lncRNA 可以通过影响染色质结构来抑制或激活转录。例如：HOTAIR 可同时结合 PRC2 和 LSD1，通过影响染色质结构来抑制转录，这是因为 PRC2 可导致 H3K27 甲基化，而 LSD1 可使 H3K4 去甲基化；在 HOXA 位点的一端，HOTTIP 可长期招募 WDRS-MLL 来激活转录，WDRS-MLL 是可甲基化 H3K4 的组蛋白修饰因子。另外，lncRNA 也可直接影响转录因子的活性，从而在转录水平调控基因表达，如糖皮质激素受体 GR 因与 GasS ncRNA 结合而无法与相应的应答元件 GRE 结合，从而抑制 GR 目标基因的表达。在 mRNA 的剪接、编辑、运输、翻译和降解等转录后水平中，lncRNA 也有着重要的调控作用，如锌指同源盒 mRNA Zeb2 的 5'UTR 内含子中的剪接位点可与模板 ncRNA 互补结合，ncRNA 的表达将致使剪接体无法剪接该内含子，从而使内含子中含有的内部核糖体位点可以促使 Zeb2 高效地翻译和表达。

目前，人们对基本 ncRNA 的功能已经有了清楚的认识，对小调控 RNA 的研究也取得了重大进展，但对于 lncRNA 功能的研究还处于初级阶段。与小调控 RNA 或蛋白质不同，lncRNA 缺乏保守性，因此不能从序列或结构来推测 lncRNA 的功能。另外，lncRNA 调控方式的多样性也增加了功能分析的复杂性。调控 ncRNA、染色质修饰酶和反式作用因子相互作用形成了复杂的调控网络，从而控制真核基因在特定的时空表达。对于小调控 RNA，重构小调控 RNA 的功能网络并分析它们在疾病发生发展中的作用，将是未来持续关注的方向。分析 lncRNA 的结构和功能及 lncRNA 与其他调控因素之间的相互作用关系，将是 lncRNA 研究中应该关注的问题，这将有助于我们在各个层次解码真核基因的表达调控。①

二、微 RNA

微 RNA（miRNA）是一类长度为 22 个核苷酸左右的非编码调节 RNA，参与 RNA 介导的基因沉默。miRNA 调控人体内约 1/3 的信使 RNA 的表达，不仅在细胞发育、分化及生理方面发挥重要作用，而且与肿瘤、病毒感染等多种疾病的发生发展密切相关。深入研究 miRNA 分子的表达和功能对探索生命进化和疾病防治具有重要意义。

在生物体内，miRNAs 基因以单拷贝、多拷贝或基因簇等多种形式存在于基因组中，绝大部分定位于基因间隔区。在细胞核内，miRNAs 基因由 RNA 聚合酶 II（PolII）转录生成含有茎 - 环结构的初级 miRNAs（pri-miRNAs），长度为几百到几千个核苷酸。pri-miRNAs 再由 RNA 聚合酶Ⅲ型蛋白 Drosha 切割成长度约 70 个核苷酸的小发卡状结构，称为 miRNAs 前体（pre-miRNAs），之后在输出蛋白 5（exportin-5）的作用下转运到胞浆中，由 Dicer 内切酶切割加工成大约 22 个核苷酸的成熟 miRNA 双链体。人类双链体中的功能链进入 miRISC 中，通过碱基对相互作用指导复合物识别靶标分子的 3'UTRs，对靶 mRNAs 进行调控，而双链 miRNA 的伴随链则在胞质中迅速降解。

根据 miRNA 与靶 mRNA 的配对程度不同，其作用机制可以分为两种：靶 mRNA 的切割和翻译抑制。前者是 miRNA 与靶 mRNA 几乎或完全配对，通过 RISC 作用来直接降解靶 mRNA。大多数动物体内 miRNA 的作用机制属于后者：miRNA 通过与靶 mRNA 的

---

① 刑同京．表观遗传与消化道肿瘤 [M]．北京：科学技术文献出版社，2018：70-81．

3'UTR 部分互补，同样通过以 RNA 诱导沉默复合体的形式来抑制转录后翻译水平的基因表达，而不影响 mRNA 本身。除此之外，miRNA 还能作用于靶基因的 5'UTR 区域，促进靶基因的复制。但是，miRNA 的表达具有时间和空间特异性，表现为动态调控模式。此外，miRNA 的作用具有多向性，一种 miRNA 可以靶向多种 mRNA，而一种基因的 mRNA 也可能受到多种 miRNA 的调控，这些都增加了认识 miRNA 功能的复杂性。

三、长链非编码 RNA

长链非编码 RNA 是指长度超过 200 个核苷酸的 RNA，其本身不编码蛋白质，而是以 RNA 的形式多层面调控基因的表达。通常 lncRNA 存在于核内或细胞质中。随着研究的不断推进，人们发现 lncRNA 与物种进化、胚胎发育、物质代谢及肿瘤发生等都有密切联系，其功能的深入研究也将为未来临床疾病，尤其是肿瘤的诊断和治疗提供非常有价值的科学依据。研究表明，长度为 50～500 m 的全长非编码 RNA 有 1000 多个，而长度更长的非编码 RNA 数量就更多了，即使在很简单的多细胞生物中长链非编码 RNA 的数量也远大于 microRNA 和 piRNA 的数量。

lncRNA 的表达水平一般比编码蛋白的基因低，与蛋白质编码基因不同，ncRNA 基因不形成大的同源家族。lncRNA 可能通过几种方式产生：一个蛋白质编码基因发生一次插入，生成与编码序列合并成一个功能 lncRNA；非编码基因通过反转录转座作用复制，产生没有功能的非编码反转录假基因 lncRNA；染色质发生重排后，两个不转录且相隔较远的序列合并，产生一个多外显子 lncRNA；两次连续的重复事件在 ncRNA 内部产生具有重复序列的 lncRNA。lncRNA 数量庞大，种类繁多，调节遗传信息流的方式及调控基因表达的模式也多种多样。

（一）长链非编码 RNA 的主要功能

lncRNA 主要具有以下功能：①通过在蛋白质编码基因上游启动子区发生转录，干扰下游基因的表达；②通过抑制 RNA 聚合酶 II 或者介导染色质重构及组蛋白修饰，影响下游基因的表达；③通过与蛋白质编码基因的转录物形成互补双链，干扰 mRNA 的剪接，产生不同的剪接形式；④通过与蛋白质编码基因的转录物形成互补双链，进一步在 Dicer 酶的作用下产生内源性的小干扰 RNA（siRNA），调控基因的表达水平；⑤通过结合到特定蛋白质上，改变该蛋白质的细胞质定位，调节相应蛋白质的活性；⑥作为结构组分与蛋白质形成核酸蛋白质复合体，调控基因的表达水平；⑦作为小分子 RNA，如 miRNA 和沉默小 RNA 的前体分子转录，调控基因的表达水平。

（二）长链非编码 RNA 的调控机制

lncRNA 是细胞中的重要调节因子，能够通过多种途径发挥作用。一般而言，lncRNA 主要从表观遗传学调控、转录调控、转录后调控这三个层面实现对基因表达的调控。

（1）表观遗传学调控。在个体生长发育的过程中，基因印记通常是 lncRNA 调控 DNA 甲基化沉默的结果。lnRNA-Kcnqlotl 对维持 Kcnq1 基因区内印记基因的沉默起重要作用，它能调节印记基因两侧区域 CpG 岛甲基化，也能识别 Kcnq1 基因区域中具有转录活性的非印记基因的组蛋白 H3K4me1 和 H3K27ac 的修饰，从而避免 lncRNA-Kcnqlotl 对 Kcnq1 活性区域的影响。lncRNA 招募染色质重构复合体到特定位点上进而介导相关基因的表达沉默，如 lncRNA 基因高频率出现在印记基因形成的印记区，提示 lncRNA 基因转录受基因组印记调控。

哺乳动物的细胞中有 4 % ～ 9 % 的基因组序列在 RNA 聚合酶 II 的作用下转录生成 lncRNA，部分 lncRNA 具有类似 mRNA 的 5' 帽和 3' 尾结构，但缺乏功能性可读框。lncRNA 可以通过自身形成的茎 - 环结构与核心蛋白抑制复合体 PRC2 结合，后者促进组蛋白 H3 第 27 位赖氨酸残基甲基化，lncRNA-Xist 通过类似的机制在 X 染色体沉默过程中发挥作用。lncRNA 不仅能引发组蛋白修饰，也能调节组蛋白的去修饰，位于 HoxC 位点的 lncRNA-HOTAIR 如同分子支架，其 5' 末端区域与 PRC2 结合，3' 末端区域 LSD1 结合，将两个功能截然不同的组蛋白修饰物连接到特殊的作用位点上，以调节组蛋白的修饰过程。

（2）转录调控。lncRNA 能够通过多种机制在转录水平实现对基因表达的沉默，表现在：① lncRNA 的转录可影响邻近基因的表达，如酵母中 lncRNA（SRU1）的转录会干扰下游 SER3 基因的表达；②蛋白质编码基因启动子区的 lncRNA 可直接封阻启动子，阻碍启动子结合转录因子，阻止蛋白质编码基因表达；③ lncRNA 能结合 RNA 结合蛋白，将其定位于基因启动子区而调控基因的表达；④ lncRNA 可调节转录因子的活性，如人存在于二氢叶酸还原酶（DHFR）基因位点处的 lncRNA，通过形成 RNA-DNA 三螺旋结构抑制 DHFR 转录因子的活性，从而抑制此基因表达；⑤ lncRNA 亦可通过调节基本转录因子的活性实现调控基因表达，如 RNA 聚合酶 II 可被 lncRNA（Alu RNA）抑制。

（3）转录后调控。lncRNA 能在转录后水平通过与其他 RNA 配对形成双链的形式调控基因表达。例如，Zeb2 蛋白表达所必需的核糖体结合位点处于 Zeb2 mRNA 内含子 5' 剪接位点区，lncRNA 可与 Zeb2 mRNA 内含子 5' 剪接位点区形成双链，抑制该内含子的剪接，提高 Zeb2 蛋白的表达水平。

第三章 表观遗传的现象、环境及其治疗

第一节 表观遗传的现象

一、DNA 甲基化

DNA 甲基化是常见的表观遗传学现象，它是指在 DNA 甲基化酶的作用下，将甲基添加在 DNA 分子中的碱基上。例如：一个遗传背景完全一致的小鼠品系，其皮肤却具有不同颜色，这是基因的甲基化程度差异造成的；给怀孕的母鼠喂饲富含甲基的食物，引起其基因表达模式的改变，使黄色的肥胖母鼠产下了褐色的体瘦仔鼠，并且这种皮毛颜色的性状差异可传递给后代。

常见的 DNA 甲基化是 DNA 链上的胞嘧啶第 5 位碳原子和甲基间的共价结合，胞嘧啶由此被修饰为 5- 甲基胞嘧啶。哺乳动物基因组 DNA 中 5-mC 占胞嘧啶总量的 2 % ～ 7 %，约 70 % 的 5-mC 存在于 CpG 二联核苷酸上。在结构基因的 5' 端调控区段，CpG 二联核苷酸常以成簇串联的形式排列，这种富含 CpG 二联核苷酸的区域称为 CpG 岛，其大小为 500 ～ 1000 bp，约 56 % 的编码基因含该结构。CpG 岛具有以下特征：① CpG 岛主要位于基因的启动子区，少量位于基因的第一个外显子区。② CpG 岛一般是甲基化的。管家基因的启动子都含 CpG 岛，且保持非甲基化状态，奢侈基因则缺乏这样的结构。哺乳动物基因有两种启动子，即富含 CpG 序列且保持非甲基化状态的启动子和 CpG 含量较少、在大多数组织中甲基化的启动子，后一种总是出现在组织特异性表达的基因内，其表达活性受到调控且在大多数组织中被抑制。③启动子区的 CpG 甲基化可直接导致相关基因的表观遗传学基因沉默，而基因下游，即非 CpG 岛区的甲基化不抑制基因的转录。目前认为，基因调控元件（如启动子）的 CpG 岛中发生 5-mC 的修饰，会在空间上阻碍转录因子

复合物与 DNA 的结合，因此 DNA 甲基化一般与基因沉默有关，而非甲基化一般与基因活化相关联，基因在甲基化后去甲基化则往往与一个沉默基因的重新激活有关。④启动子区 CpG 甲基化的密度与转录的抑制程度相关，弱的启动子能被密度较低的甲基化完全抑制，当启动子被增强子增强时，能恢复转录功能，但如果甲基化的密度进一步增加，转录就又会被完全抑制。

DNA 的甲基化分为维持性甲基化和构建性甲基化。维持性甲基化是指在甲基化的 DNA 模板指导下使新合成的 DNA 双链甲基化。当一个甲基化的 DNA 双链复制时，新合成的 DNA 双链呈半甲基化，即保留链含有完整的甲基化标记，新生链呈现非甲基化状态。这时在 DNMT1 的作用下，以保留链的甲基化位置为指导进行甲基化修饰。进一步的研究显示这种复制并不精确，每次细胞分裂中只有 95 % 的 CpG 位点被还原出来。但是，即使一些特定的 CpG 二联核苷酸的甲基化状态没有被复制出来，CpG 岛的状态（甲基化 / 非甲基化）也会被可靠地复制下来。这对于基因印迹中 DNA 甲基化模式的维持非常重要。DNA 甲基化在 DNA 复制中的维持机制也是重要的表观遗传学机制。

构建性甲基化是指无须模板指导完成的甲基化修饰，它是由不依赖半甲基化模板链而从头合成 5-mC 的甲基化酶催化，如 DNMT3a 和 DNMT3b。例如，在哺乳动物胚胎形成的初期，基因组中 DNA 会发生去甲基化，随后会在全新甲基化的作用下恢复到正常的甲基化水平。改变染色质局部结构的转录起始因子会影响 DNA 甲基化模式，DNA 序列自身也决定了甲基化的目标。甲基化从某一个中心开始延伸，到将甲基化 / 非甲基化分界的 CpG 岛，甲基化的起始中心 DNA 具有重复序列。此外，也可能是特殊的 DNA 结构、RNAi，或类似通过 RNA 分子识别 RNA 和 DNA 的机制启动甲基化过程，但确切的机制还不清楚。

哺乳动物基因组 DNA 甲基化过程还涉及 DNA 去甲基化酶的作用。去甲基化包括非特异性去甲基化和特异性去甲基化。体外试验表明，去甲基化过程是在去甲基化酶的作用下利用核苷酸切除和连接进行的核酸替代过程，并受 RNA 分子的调控。非特异性去甲基化发生在胚胎早期的植入期前，这时整个基因组发生了普遍的非特异性去甲基化过程。特异性去甲基化具有组织和阶段的特异性，最早发生在植入期，大部分基因经历了全新甲基化过程，只有 CpG 岛未被甲基化，这可能是通过这种特异性去甲基化实现的。这一阶段的去甲基化酶活性的激活受锚定在 CpG 岛特异位点的蛋白质的影响，由反式作用因子识别基因附近的顺式调节元件来调控，另外在个体生长发育过程中特异性的基因被激活也可能与该调控机制相关。

在表观遗传学的研究中，DNA 的甲基化直接制约基因的活化状态，在生命过程中扮演着非常重要的角色。一方面，DNA 甲基化与高等生物的生长发育密切相关，胚胎在发育和分化的过程中，DNA 序列一般不改变，但在特异性组织和器官中基因表达有特定的模式，这和 DNA 甲基化有密切关系。相同类型细胞之间存在高度保守的甲基化模式，而同一器官的不同类型的细胞中甲基化模式是不同的。甲基化模式建立于配子形成期，并在发育进程中不断变化，通过甲基化、去甲基化维持甲基化模式的动态平衡。另一方面，DNA 甲基化与肿瘤的发生发展也有着极其重要的关系。肿瘤组织的基因组中普遍存在的低甲基化和局部区域的高甲基化现象，其分子机制还不清楚。肿瘤相关基因的异常甲基化在肿瘤形成上起着重要的作用。抑癌基因、肿瘤转移抑制基因、激素受体基因、DNA 修复基因和血管生成抑制基因等启动子区的过甲基化都可使相应基因表达下调或不表达。在肿瘤形成过程中，表观遗传性改变与遗传性改变相互作用，最终导致肿瘤的发生。另外，甲基化的胞嘧啶容易自发脱掉氨基变成胸腺嘧啶，进而导致基因突变率增加。另外，随着年龄的增长，CpG 岛的甲基化不断增加，使得年龄成为一些肿瘤发病的危险因素。这些都说明甲基化和甲基化模式的异常在肿瘤的发生中扮演非常重要的角色。

此外，DNA 甲基化和其他生命过程也有重要的联系。例如：雌性哺乳动物的 X 染色体失活，能很好地实现体内 X 染色体上基因表达剂量的平衡；管家基因的低甲基化，使其具有持续的表达活性；印迹基因的高甲基化，使其具有不同于经典孟德尔遗传定律的遗传方式；而对转座子、病毒基因组的甲基化则是机体的天然防御体系。可见 DNA 甲基化在生命过程中扮演非常重要的角色。

DNA 甲基化与基因沉默密切相关，但是 DNA 甲基化可能不是基因沉默的原因，而是结果。例如，逆转录病毒的基因在感染后 2 天就被关闭，而相应的启动子直到 15 天后才被甲基化。同理，失活 X 染色体中的沉默基因也是在关闭之后才被甲基化的。从时间上看往往是先基因沉默，然后才出现甲基化现象。一般认为，甲基化机制是用来标识沉默基因的，而从发育早期开始体细胞中很多基因启动子区的甲基化对于不可逆的基因沉默是必需的。含有 DNA 甲基化酶的蛋白质复合物能识别修饰过的 H3K9 核小体组蛋白。甲基化能防止转录因子与启动子区结合，并同时向结合蛋白发出信号，使其协同抑制基因表达。

各种 DNA 甲基化导致基因沉默的机制有很大区别。植物外源转基因能通过启动子 DNA 超甲基化关闭内源同源基因。非甲基化 DNA 区域往往与活跃表达基因相关联。这些基因一般不存在于含有核小体组蛋白乙酰化或 H3K4 甲基化的染色质区域，所以它们的启动子不经历重新甲基化，表现为调控基因高表达的活性。

对于甲基化位点的研究主要是通过运用重亚硫酸盐 PCR 的各种技术进行的，该方法是从早期研究 rRNA 核苷酸变化的方法发展而来的，基本原理是用重亚硫酸盐修饰少量 DNA，使未甲基化的胞嘧啶转变为尿嘧啶，在 CpG 岛两端设计 PCR 引物，引物之间跨越足够长度的区域，使其包含足够多的 CpG 二联核苷酸，扩增后再分析产物（测序、限制

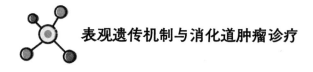

性内切酶或甲基化特异性聚合酶链反应）的 CpG 位点甲基化情况。

二、X 染色体失活

在哺乳动物中，雌性个体细胞内有两条 X 染色体，而雄性只有一条，为了保持平衡，女性的一条 X 染色体被永久失活，这就是剂量补偿效应。雌性哺乳动物个体的 X 染色体失活遵循 n−1 法则，无论有多少条 X 染色体，最终只能随机保证一条 X 染色体有活性。

X 染色体失活的选择和启动发生在囊胚期，这个过程由 X 失活中心（XIC）控制，这是一种反义转录调控模式。XIC 是一个顺式作用位点，包含辨别 X 染色体数目的信息和基因，前者可保证仅有一条染色体有活性，但机制不明，*Xist* 基因缺失将导致 X 染色体失活失败。X 染色体失活的过程为：*Xist* 基因编码 Xist RNA，Xist RNA 转录后被包裹在合成它的 X 染色体上，随后 Xist RNA 在 X 染色体上积累并不断扩展，接着对基因沉默有重要功能的因子再被招募进来，包括 PCG 蛋白 Eed 和 Enxl。这些蛋白质在被失活的 X 染色体上组成暂时的位点，立即诱导 DNA 甲基化和组蛋白修饰的发生，这对 X 染色体失活的建立和维持有重要的作用。失活的染色体依旧持续合成 Xist RNA，维持本身的失活状态。

三、基因组印记

基因组印记也是一种不符合传统孟德尔遗传定律的表观遗传现象，它是指来自父方和母方的等位基因在通过精子和卵子传递给子代时发生了某种修饰，这种作用使其后代仅表达父源或母源等位基因的一种，这被称为基因印记（genetic imprinting）或基因组印记（genomic imprinting）。基因组印记主要与 DNA 甲基化、染色质结构的变化、DNA 复制时机的变化和编码 RNA 的调节作用有关。

基因组印记的机制目前还不清楚，但是生殖细胞系发育过程中亲代特异性的 DNA 甲基化和某些基因亲代特异性的关闭是相关的。在器官的发育过程中，这些印记（获得的表观遗传修饰）在某些体细胞中能保留下来，在另外的体细胞中则被去除。在配子形成的过程中，印记的基因修饰仅保留了双亲中的一个（父本或母本）。印记基因的存在可能是性别间的竞争，从目前发现的印记基因来看，父方对胚胎的贡献是加速其发育，而母方则是限制胚胎发育速度，亲代通过印记基因来影响其下一代，使它们具有性别行为特异性以保证本方基因在遗传中的优势。一般认为，印记防止了哺乳动物中的孤雌生殖。例如，在人类胚胎发育中，拥有两套父源染色体的受精卵发育成葡萄胎，而拥有两套母源染色体的发育成卵巢畸胎瘤。此外，无论是双雄三倍体还是双雌三倍体都发育成畸形胎儿，这便确保正常的胚胎发育必须拥有亲代双方染色体或基因组的遗传机制。印记失调会导致胎儿在发育过程中有一些先天性疾病，有些与重新甲基化酶有关，如 DNMT3，目前已在植物、昆虫和哺乳动物中都发现了基因组印记现象。

基因组印记的研究促使人们重新思考遗传学的中心法则，中心法则告诉我们遗传因素的作用原理——由基因决定表型，但它无法解释环境因素形成可以遗传的反作用于基因表达的机制。表观遗传学的理论表明，表观遗传修饰也可引起基因突变或基因表达方式的变化，这种变化如果发生在生殖细胞中，就可传递给下一代，这样就很好地解释了环境因素对于遗传的影响过程。我们对"获得性"性状和"返祖"现象可以这样解释：这些现象可能是因为一组基因，它们的活性已被表观遗传修饰所抑制了，在后来的进化过程中，环境因素导致它们的表观遗传修饰产生了变化，从而使其恢复了活性。

基因组印记的特点包括：①基因组印记遍布基因组，它们通常在基因组中聚集成簇，形成染色体印记区，有些印记基因连锁时会有不同的印记效应；②雄性印记基因重组率高于雌性印记基因；③印记基因组织特异性表达，例如在鼠中 *Ins* 1、*Ins* 2 两个基因是等位印记基因，在卵黄中 *Ins* 1 单等位基因表达，在胰腺中 *Ins* 1 和 *Ins* 2 同时表达。基因组印记在世代中可以逆转，个体产生配子时上代印记消除，打上自身印记。例如，在有袋类动物中，如果雄性的 X 染色体失活，传给雌性子代后，该雌性子代的雄性后代 X 染色体又可以被激活。

四、转座元件

转座元件约占真核生物基因组序列长度的 40 %，关于它的作用有两种观点：一是认为转座元件是基因组的寄生物，受到细胞防御机制的抵御；二是认为转座元件是会"移动"的调控序列，调控细胞内的基因表达。事实上，转座元件包含在基因组新区域发现的启动子、绝缘子和其他调控序列，并影响着临近基因的表达活性。在一些情况下，转座元件对细胞而言很危险，需要被清除掉；在另外一些情况下，细胞利用它们来调节基因功能，并作为进化中的素材和因素。下面列举了一些转座元件有正面作用的例子，尤其是它们在表观遗传机制上的作用。

（一）转座元件是起始异染色质化中心

最初认为转座元件是构成染色质的序列，它具有异染色质的结构特征。染色体的重复序列和染色体的沉默子形成相关，而卫星和端粒的重复序列与异染色质形成相关，转座元件是沉默子诞生和扩张的中心。

果蝇异染色质中的大型区域（近着丝粒和端粒 HC 及第四染色体）的特点是亚乙酰化

的核小体组蛋白、甲基化的 H3K9 与 HP1 结合。组蛋白甲基化酶和 HP1 之间特异性的联系暗示了存在通过组蛋白甲基化发生异染色质化的机制。然而，一开始是如何决定哪些区域能形成大 HC 也很重要。转座元件是异染色质化启动的目标。转座元件也可能是异染色质化的中心，向两边延伸，直到接触到常染色质屏障为止。

（二）转座元件与转录调控

转座元件可作为表观遗传因子来调控生物基因组的转录水平。在果蝇 white 基因上游 3 kb 处找到两个含有长末端重复（LTP）的元件。这些元件对于基因转录的影响效果不同。ZAM 元件能够调控 white 基因，增强其在眼睛里的表达。插入元件 Idefix 能消除这一影响，Idefix 元件是防止 ZAM 影响 white 基因的绝缘子。转座元件与 DDM1 和 DNA 甲基化酶一同从表观遗传层面上调控附近基因的表达。不同的转座元件参与不同调控机制。

在体细胞中，能转录的可动遗传因子能引起很多变化。在胚胎发育的早期转座元件就被关闭了，但有时候关闭得不完全，结果就是转座元件和附近基因的嵌合表达。转座元件的活性在每个世代中都有修正，但是不会完全改正，结果就产生了可遗传的表观遗传变化。RNAi 也在分裂细胞中控制转座元件的表达。

植物中 siRNA 的表达不只能诱发 RNAi，也能引起同源 DNA 甲基化。在酵母中，转座元件的 LTR 能引起甲基化，以抑制几个减数分裂基因，换言之，实现了 LTR 沉默，细胞会把 LTR 转录视为不正常，并启动局部染色体沉默。

第二节 表观遗传的环境分析

在人类基因组中含有两类信息：一类是传统意义上的遗传学信息，它提供了合成生命所必需的所有蛋白质的模板；另一类是表观遗传学信息，它提供了何时、何地和如何应用遗传学信息的指令。遗传学是指基于基因序列改变所致的基因表达水平的变化，如基因突变、杂合性丢失和微卫星不稳定性等；而表观遗传学则是指基于非基因序列改变所致的基因表达水平的变化。许多环境化学性及物理性因素可以通过基因组的可遗传变异产生潜在的毒理学作用，导致可遗传的表型改变，过去通常认为这是基因突变的后果。然而，基因突变并不是基因组可遗传变异的唯一机制，其中还有一定的表观遗传基础。环境因素可通过表观遗传机制改变基因的表达，即错误的表观遗传程序的建立可导致多种人类疾病，如肿瘤、印记综合征、免疫疾病、中枢神经系统及精神发育紊乱。同时，由于表观遗传改变的可逆性，改善环境、适当的营养补充和有针对性的干预措施可以通过表观遗传特征逆转不利的基因表达模式和表型。

环境表观基因组学正是在基因组水平探讨环境因素的表观遗传效应及其对基因表达影响的学科。从环境与基因交互作用的角度看，可以认为环境表观基因组学是环境基因组计划的延伸和深入。环境表观基因组学是一个新的研究领域，许多根本问题仍待解答。传统研究注重环境所致的基因变异，而表观遗传学则关注疾病表观遗传学机制的改变，这种改变被称为表观突变。环境因素包括多种有毒金属（如镉、铬等）、有机毒物（如三氯乙烯、二氯乙酸、三氯乙酸、苯、乙醇等），吸烟，接触无机砷、环境激素、低剂量辐射，饮食因素等都能导致表观遗传机制的改变，这种改变会影响基因的表达和功能，并且呈现发病的隔代效应。其中主要的表观机制改变是 DNA 甲基化和组蛋白修饰。

DNA 甲基化过程中甲基供体为 S- 腺苷基甲硫氨酸。DNA 碱基在特殊的甲基化酶和去甲基化酶的催化下发生酶促反应生成甲基化产物，影响基因转录的活性状态，低甲基化者为活性基因，而高甲基化者为失活基因。DNA 甲基化是肿瘤发生的早期事件，对一些肿瘤特异基因的甲基化状态进行筛查有望用于肿瘤的早期诊断。抑癌基因的异常甲基化可作为分子诊断标志物。CpG 岛甲基化表型指多种抑癌基因的启动子与同一肿瘤细胞中出现高甲基化，导致转录沉寂、功能失活。

在肺癌中，异常高甲基化是导致 p16 基因失活的主要机制，研究肺癌患者痰液标本中该基因的甲基化状态可作为肺癌辅助诊断的方法之一。p15 基因、p16 基因对肝癌细胞生长有抑制作用，其表达失活与肝癌发生相关。CpG 岛异常甲基化关闭 p15 基因、p16 基因转录表达，导致细胞增殖周期失调，其在肿瘤发生发展中的重要作用已得到较为广泛的认同。在健康人的造血干细胞中，p15 基因很少呈现高甲基化状态，而在急性白血病中基因失活的主要原因是 p15 基因启动子区的异常高甲基化。对 HIC-1 基因启动子的甲基化状态进行分析，发现人类 HIC-1 基因中的 1b 启动子在大多数的人类肿瘤中被过甲基化。

组蛋白是真核生物染色体的基本结构蛋白，有 5 种类型：H1、H2A、H2B、I-I3、I-I4。它们富含带正电荷的碱性氨基酸，能够同 DNA 中带负电荷的磷酸基团相互作用。组蛋白可以经共价修饰发生乙酰化、甲基化和磷酸化，由此构成多种多样的组蛋白密码。在哺乳动物细胞中，甲基 -CpG 结合蛋白 MeCP2 不仅能促进组蛋白去乙酰化，抑制基因沉寂，同时它还是 DNA 甲基化和组蛋白甲基化的桥梁。MeCP2 可结合于 H19 基因启动子区甲基化的 DNA，并影响组蛋白 H3 甲基化酶的活力，促使组蛋白 H3 的赖氨酸甲基化，后者与 DNA 甲基化一起对 H19 基因的表达起抑制作用。人类白血病的一个特征是出现不同的染色体转位，从而导致融合蛋白的表达。组蛋白乙酰转移酶和组蛋白甲基化酶可以成为这种融合蛋白的一部分而引起目的基因的表达提高。

一、苯并芘致 DNA 损伤修复的机制分析

苯并芘（BaP）是一类具有明显致癌作用的有机化合物，它是由一个苯环和一个芘分子结合而成的多环芳烃类化合物。香烟烟雾和经过多次使用的高温植物油、煮焦的食物、油炸过火的食品都会产生苯并芘。

（一）对苯并芘的认知

苯并芘属于多环芳烃化合物，纯品为无色或淡黄色针状晶体，分子量 252，熔点 179 ℃，沸点 495 ℃。不溶于水，微溶于乙醇、甲醇，溶于苯、甲苯、二甲苯、氯仿、乙醚、丙酮等。相对密度为 1.35。在工业上无生产和使用价值，一般只作为生产过程中形成的副产物随废气排放。

1. 苯并芘的代谢与降解

BaP 并非直接致癌物，它通过芳烃受体进入细胞内，而后在微粒体细胞色素 P-450 单加氧酶的催化下，形成苯并芘 -7，8- 环氧化物 [benzo（a）pyrene-7，8-epoxide]，再经环氧化物水解酶反应形成苯并芘 -7，8- 二氢二醇 [benzo（a）pyrene-7，8-dihydrodiol]。苯并芘 -7，8- 环氧化物和苯并芘 -7，8- 二氢二醇为苯并芘整个生物转化过程中的中间代谢产物，它们已成为前致癌物，但尚非整个生物转化过程中的最终产物；苯并芘 -7，8- 二氢二醇将继续在环氧化酶的作用下代谢转化并形成终致癌物苯并芘 -7，8- 二氢二醇 -9，10- 环氧化物 [benzo（a）pyrene-7，8-dihydrodiol-9，10-epoxide，BPDE]。BPDE 具有亲电子性，与鸟嘌呤 2 位氨基形成 DNA 加合物导致 DNA 受损。

BaP 在大气中的化学半衰期在有日光照射下少于 1 天，没有日光照射时要数天，水体表层中的 BaP 在强烈照射下半衰期为几小时至十几小时，土壤中 BaP 的降解速度为 8 天 53 % ～ 82 %。微生物能促使 BaP 降解速度加快，在河口底泥中为 3 小时 71 %，在无阳光照射下水中 BaP 的生物降解速度为 35 ～ 40 天 80 % ～ 95 %。

2. 苯并芘的残留与蓄积

在水、土壤和作物中 BaP 都容易残留。许多国家都进行过土壤中 BaP 含量的调查，残留浓度取决于污染源的性质与距离：在繁忙的公路两旁的土壤中，BaP 含量为 2.0 mg/kg；在炼油厂附近的土壤中，是 200 mg/kg；在被煤焦油、沥青污染的土壤中，可以高达 650 mg/kg，食物中的 BaP 残留浓度取决于附近是否有工业区或交通要道。进入食物链的量决定于烹调方法，不适当的油炸可能使 BaP 含量升高，但进入人体组织后，分解速度比较快。水中的 BaP 来源主要是工业"三废"排放，但残留时间较短，特别是在阳光和微生物的影响下，数小时内就被代谢和降解。水生生物对 BaP 的富集系数不高，在 0.1 mg/L 浓度水中鱼对 BaP 的富集系数 35 天为 61 倍，清除 75 % 的时间为 5 天。

3. 苯并芘的迁移转化

BaP 存在于煤焦油、各类炭黑、煤及沥青、塑料等的工业污水中。肉和鱼中的 BaP 含量取决于烹调方法，水果、蔬菜和粮食中的 BaP 含量取决其来源。洗刷大气的雨水中的 BaP 以吸附于某些颗粒上、溶解于水中和呈胶体状态等三种形式存在，其中大部分吸附在颗粒上。在日光照射下，大气中的 BaP 化学半衰期不足 24 小时，没有日光照射为数日。水中的 BaP 主要来自工业排放，水中的 BaP 在强烈日光照射下半衰期为几小时至十几小时，土壤中 BaP 的降解速度 8 天为 53 % ～ 82 %。BaP 对酸碱较稳定，日光照射能促使分解速度加快。进入人体后，BaP 的分解速度比较快。BaP 被认为是高活性致癌物，但并非直接致癌物，必须经细腻微粒体中的混合功能受氧化酶激活才具有致癌性。BaP 不仅广泛存在于环境中，而且与其他多环芳烃的含量呈一定的相关性，长期生活在含 BaP 的空气环境中会造成慢性中毒。

（二）苯并芘致 DNA 损伤修复机制分析

1. 从蛋白质组学的角度探讨 BaP 染毒后对人类支气管上皮细胞蛋白质表达谱的改变

肺癌的发生如同绝大部分人类肿瘤一样起源于上皮组织。建立体外气道上皮细胞恶性转化的模型应成为人们进行肺癌病因学研究的重要实验手段。人类上皮细胞培养与转化比较困难，限制了人类上皮细胞在研究中的应用。但近年来上皮细胞无限增殖化的成功，使得上皮细胞的恶性转化研究逐步得到应用。SV40、HPV-16 和 HPV-18 无限增殖化的人类支气管上皮细胞先后建立并在辐射及化学物诱导恶性转化研究中应用。16HBE 是 SV40 病毒永无限增殖的人类支气管上皮细胞株，具有正常人类支气管上皮细胞的形态和功能，是研究呼吸系统疾病的理想材料。

蛋白质作为生命功能的执行者，其表达水平的变化对于揭示疾病的发生发展过程起着重要的作用。功能蛋白质的最终表达涉及多点调控，需经转录、翻译及翻译后加工（如磷酸化、糖基化等），才能形成活性中心。重视"对生命活动执行者"——蛋白质的研究，既能弥补基因组研究无法提供整体认识功能蛋白质活性的不足，也能准确地提供在病理生理变化中关键蛋白质分子的直接信息。近年来兴起的蛋白质组学研究为在整体水平上研究蛋白质的组成与调控的活动规律提供了新的方法和思路。蛋白质组学是指应用各种技术手段来研究蛋白质组的一门新兴学科，其目的是从整体的角度分析细胞内动态变化的蛋白质组成成分、表达水平和修饰状态，了解蛋白质之间的相互作用与联系，揭示蛋白质功能与细胞生命活动规律。

双向电泳作为蛋白质组学研究的重要方法，它可以方便、灵敏地将蛋白质分离。双向电泳的第一方向是等电聚焦（IEF），根据蛋白质等电点不同将之分离；双向电泳的第二方向是 SDS 聚丙稀酰胺凝胶电泳（SDS-PAGE），根据蛋白质分子质量不同进一步分离等电点相同的蛋白质。双向凝胶电泳由于可以对批量蛋白质实现一次性分离，具有高灵敏度、高分辨率，便于计算机进行图像分析处理，可以很好地与质谱分析等鉴定方法匹配的优点，因而成为目前分离蛋白质组分的核心技术。同一细胞在经过不同处理后其蛋白质表达的变化状况可通过双向电泳及图像分析显示，将差异表达的蛋白质酶解，经质谱鉴定数据库查询后确定蛋白质的名称，而后用其他实验方法验证差异蛋白质的表达，并且利用蛋白质相互作用的研究方法探讨差异表达蛋白质之间的相互关系，为揭示蛋白质功能与机体生理活动之间的关系提供线索。

2. HSP70 在 BaP 致 DNA 损伤中的作用

第一，BaP 染毒人类支气管上皮细胞致核苷酸切除修复蛋白表达改变。DNA 修复是细胞对 DNA 受损伤后的一种反应，它能够清除损伤，恢复正常的核苷酸序列。BaP 造成的 DNA 损伤主要是形成 DNA 加合物和氧化性损伤。DNA 修复过程主要是核苷酸切除修复。核苷酸切除修复是各种大片段 DNA 损伤，如紫外线损伤和各种化学致癌物（如多环芳烃、黄曲霉毒素、顺铂等）介导的加合物的常规修复途径。核苷酸切除机制是细胞修复损伤 DNA 的重要途径，可以修复 BaP 引起的 DNA 损伤，该途径涉及 XPA、XPC、XPB、XPD、XPF、XPG 和 P53 等二十多种蛋白。核苷酸切除修复过程主要分为四步，即对损伤 DNA 的识别、DNA 解旋、对损伤 DNA 单链片段的切除、DNA 聚合酶连接使形成正常的 DNA 链。在核苷酸切除修复过程的不同阶段有不同的修复酶参与。

在核苷酸切除修复的 DNA 损伤识别阶段，主要是 XPA 和 XPC 参与。XPA 基因位于 9q23.3，其编码的 XPA 蛋白为疏水蛋白，该蛋白质含有锌指结构，是 DNA 损伤识别蛋白的一种，在核苷酸切除修复中起着重要的作用，它对切除修复 DNA 受损部位有指示方向的功能并与受损 DNA 结合。XPC 基因位于 3p25，它编码的 XPC 蛋白可与 HHR23B 基因的表达产物紧密结合形成一个异源二聚体。XPC-HHR23B 在参与 DNA 切除修复时，扮演着 DNA 损伤识别的角色，并可进一步通过改变染色质结构使后续损伤修复酶类顺利进入受损部位。

第二，BaP 染毒人类支气管上皮细胞致 HSP70 蛋白表达改变。热激蛋白（HSPs）是生物界经过长期进化仍旧保留下来的、对体内外不良因素起保护作用的一类蛋白质。

HSP70 赋予细胞或生物从各种应激中恢复的能力，并保护它们免遭这些应激因素的损害。其中表现最明显的是热耐受能力的形成，即细胞或生物对致死温度的存活率明显增加。在热耐受能力的形成中，热激蛋白 HSP70 起着主要作用，HSP70 的表达增加或降低，细胞的热耐受能力将改变。

HSP70 对保护细胞内 DNA 可能具有重要作用，且在生物生长发育和分化的过程中也起着重要作用。HSP70 与体内许多重要生物活性物质（如类固醇、肿瘤坏死因子等）有着密切的联系，参与体内许多调节过程。更重要的是，HSP70 作为分子伴侣，促进蛋白质的合成、折叠、装配和运输，还参与变性蛋白质的清除。这些均表明了这一高度保守性蛋白质的重要性和共性。然而，它们也有着特殊性，如在个体、组织和细胞发生应激反应时 HSP70 表达的差异性。许多科学家对 HSP70 的功能和作用进行了研究，但其详细的作用机制，特别是 HSP70 在应激时对 DNA 的保护作用仍不清楚。

HSP70 通常分布在细胞质中，而有害因素应激时则分布在细胞核中，且分布于染色体周围，这个重要现象提示了 HSP70 在 DNA 保护中的可能作用与意义。DNA 修复是一个重要的研究方向，目前大多数研究只从不同的 DNA 修复来研究它们的重要作用与机制，但很少同时考虑到 DNA 损伤，更少考虑到重要蛋白质在 DNA 损伤与修复平衡中的作用。HSP70 是重要的分子伴侣，参与蛋白质的合成、折叠、装配和运输，以及变性蛋白质的清除等，无疑它也可能与 DNA 损伤和修复相关酶的合成和功能有关。

二、镍的表观遗传学效应分析

镍（Ni）为有色重金属，纯镍呈银白色，原子量 58.69，相对密度 8.9，熔点 1455 ℃，沸点 2913 ℃。金属镍耐高温，在 800 ℃时仍不被氧化，并保持一定的强度。镍广泛存在于环境中，在大气中自然存在源有风化粉尘，源自岩石和土壤的风化和火山灰；水溶液中的镍来自生物圈和土壤中镍化合物的溶解。

（一）镍的认知

镍是一种银白色有延展性的磁性金属，有良好的光泽，抗酸、碱、盐等的腐蚀。有商业价值的是镍的硫化物、氧化物。镍的化合价有 -1、0、+1、+2、+3、+4，但最常见的是 +2 价。氧化镍（NiO）有两种主要的存在形式，分别有不同的性质：黑 NiO 很活泼，同许多无机酸反应生成镍盐；绿 NiO 相对稳定，不溶于稀酸。氯化镍、硫酸镍、硝酸镍、碳酸镍、氢氧化镍是最有商业价值的镍的化合物。碳氧化镍是一种无色液体，在 43 ℃沸腾，60 ℃分解，生成氧化镍和很少的游离镍。碳氢化镍在空气中自发氧化，半衰期为 30 分钟。

1. 镍的生产和应用

不锈钢是最重要的镍铁合金，汽车工业对不锈钢的用量最大。主要的镍铜合金是莫内尔合金，含 66 % 的镍和 32 % 的铜，由于它的抗腐蚀性，广泛用于日常使用和食品制造工业。镍用于电镀，磁铁、催化剂、珠宝和硬币的制造，玻璃、瓷器的制造。碳氢化镍是提纯镍时的中间产物，还用于冶金和电子工业中的蒸汽镀。镍是合成塑料工业中的单分子丙烯酸的催化剂，碳氢化镍的不被留意的分解可以在许多使用镍催化剂的工业过程中发生，如煤

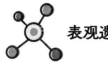
的气化、石油精炼、脂肪和油的氢还原。①

2. 镍的吸收与代谢

经口食入的镍主要经粪便排出，约占摄入量的 90 %，其余 10 % 经尿排出。吸入和注射入体内的镍主要经尿排出，达 60 %，少量镍可经汗液和唾液排出。毛发和指甲中也有镍，随毛发和指甲脱落。二价镍离子可在汗腺导管和毛囊开口处进入皮肤，并和角质蛋白相结合。羰基镍经肺进入体内后，有 30 % ～ 40 % 可在 6 小时内通过呼吸排出，其余部分在体内代谢，在细胞内逐渐分解，释放出 Ni^{2+} 和二氧化碳。二氧化碳可通过呼吸呼出，而 Ni^{2+} 则与细胞内的核酸、蛋白质结合，并逐步转移到血浆中与白蛋白结合，随血流分布到各个器官，以肺、肝、脑的含量最高。

老鼠和兔子不经肠道摄入 Ni^{2+} 化合物，老鼠摄入 Ni^{2+} 的生理学半衰期约为 10 小时。人类测试者摄入硫酸镍后血浆镍浓度减少的半衰期约为 11 小时。镍电镀工人吸入镍的半衰期是 20 ～ 34 小时。模具工人吸入不可溶的镍化合物时，由尿液排泄的半衰期为 30 ～ 50 小时。焊接工人吸入镍化合物时通过尿液排泄的半衰期为 53 小时。

二价的镍离子在血液中主要通过血清蛋白运输，也有少量通过血清中的组织特需氨基酸运输。二价镍离子可以在血清中通过肾从尿液中排泄。动物实验显示，镍在肾中和一些大分子及低分子量的物质结合。在经 $NiCl_2$ 处理过的老鼠身上，金属硫蛋白浓度升高，这和尿液中的镍与低分子量的物质结合有关。胆汁对镍的排泄只占啮齿动物对镍的排泄中的一小部分。汗液中的平均镍浓度和哺乳动物的乳汁中的平均镍浓度比尿液中的平均镍浓度高 10 ～ 20 倍。急性心肌梗死、严重的心肌缺血、急性中风或大范围烧伤患者的血浆镍浓度常常会升高。有报道认为，产后妇女血清样本的镍含量高，但在后续研究中，产后血浆蛋白浓度还没有确定。

3. 镍的毒效应

（1）一般毒性。镍是人体必需微量元素，成年人每天摄入镍约 600 mg，主要由食物通过胃吸收，过量摄入会出现水肿、出血和变性等病理改变，并可引起蛋白尿、肾性氨基酸尿、尿素清除率减少等。这种脏器损害，可能与镍及其化合物能广泛地抑制体内各种酶有关。例如：抑制 ATP 酶，造成血管和血脑屏障通透性增加，使肺、脑等器官发生渗出、水肿及出血；抑制琥珀酸脱氢酶、苹果酸脱氢酶、细胞色素氧化酶等，可干扰组织代谢，使肝、肾、睾丸、肾上腺等组织产生退行性变性。

镍可影响内分泌，对胰岛素有拮抗作用，从而引起血糖增高、血脂增加，干扰垂体功能，使 ACTH 分泌增加、催乳素分泌减少、肾上腺皮质功能减退。镍可影响电解质代谢，使血液中钾、钙、镁下降，钠、氯增高，特别是钙的降低，导致心肌传导和兴奋性减低、

---

① 杨瑾 . 环境、肿瘤和表观遗传学 [M] . 北京: 军事医学科学出版社, 2014: 94-127 .

肌肉抽搐。

（2）呼吸道损害。镍中毒急性期有血管通透性增加、淋巴细胞性浸润；6个月后，出现弥漫性肺纤维化、气管旁淋巴结增大、淋巴细胞增生、淋巴窦扩张及粉尘积聚。这种损害类似于肺尘埃沉着病的发病机制。

（3）致癌作用。动物吸入或经不同的途径给予镍粉或镍化合物均可诱发癌症，镍致癌与化合物种类有关。例如，分别给大鼠吸入硫酸镍、硫化镍和氧化镍，每天6小时，每周5天，为期2年，可以发现硫化镍及氧化镍引起肺泡细支气管癌及肾上腺肿瘤的发病率明显高于硫酸镍。这可能说明不溶性镍颗粒更易于被吞噬并迁移至核膜，并在此释放出镍离子，有效地引起DNA损害。

镍对DNA的损害是由于镍离子能与核酸分子和DNA紧密结合，组成镍-核酸-组蛋白复合物，影响到RNA聚合酶的作用，或干扰DNA的正常转录，使信息RNA的代谢阻滞，导致遗传基因突变而致癌；镍可使RNA化学模板或调节DNA的核蛋白活力下降，引起正常遗传基因分化受到抑制；镍尚可抑制体内苯并芘羟化酶的活性，使3，4-苯并芘在体内蓄积，或通过阻断细胞间的信息传递，或通过激发脂质过氧化而促进致癌作用；镍尚可引起机体细胞免疫功能降低，导致宿主免疫监视机制被破坏，从而产生肿瘤的易发性。

（4）致敏作用。镍的致敏作用主要表现在皮肤方面的接触过敏，属于IV型变态反应。镍可作为半抗原，使T淋巴细胞、肥大细胞等激活，释放5-羟色胺等介质及细胞因子，如干扰素、白介素-1（IL-1）、IL-12等，并增加黏附分子表达，促进炎症细胞的局部积聚。镍也可诱导I型变态反应，引起呼吸道过敏性哮喘。

4. 镍致癌的分析

二硫化三镍、羰基镍、氧化镍、硫化镍、金属镍粉是潜在的致癌物。二硫化三镍经吸入，或肌内注射、肾囊注射、眼内注射均可诱发大鼠的恶性肿瘤，硫化镍经肌内注射或肾囊注射可分别诱发肉瘤和肾癌，大鼠腹腔注射氧化镍可发生肉瘤、间皮瘤和其他肿瘤。大鼠和小鼠吸入或注射超细的金属镍粉可诱发肺腺癌、肺癌、纤维肉瘤和间皮瘤。

镍及镍化合物的致癌性不取决于注射途径，而取决于不溶性镍及部分镍盐，另外镍及其化合物所致的肿瘤，通常多发生在注射局部。

关于镍致癌的机制尚未阐明，推测有以下可能：①镍与DNA、蛋白质相互作用，引起DNA-蛋白质（可能是异染色体）交联和DNA单链断裂，导致DNA损伤和细胞毒作用改变了存活细胞的基因表达；②镍使RNA化学模板或调节DNA的核蛋白活力下降，引起正常遗传基因分化受抑制；③镍抑制了RNA聚合酶，改变基因信息的表达；④镍降低干扰素的形成，促进病毒复制，导致细胞突变或经毒作用而致癌。

（二）镍对抑癌基因表达的影响

流行病学认为，长期暴露于可溶性和不溶性镍化合物的职业工人，肺癌和鼻腔癌的发病率显著性升高。体内外的实验模型也证实了镍化合物的致癌性，因此国际癌症研究机构（IARC）在 1990 年将镍化合物列为确定的对人致癌化合物。肿瘤的发生是一个复杂的生物学过程，是多个基因的变化导致细胞增殖分化和凋亡失调的结果，在众多基因中，以癌基因和抑癌基因异常变化最为常见。研究表明，癌基因的正常功能可能是调节细胞生长，其过表达导致细胞发生转化，甚至发生癌变。与其相反，抑癌基因的正常功能是抑制细胞生长，其功能的丧失有助于肿瘤的发生。但是，抑癌基因与癌基因对细胞的生长和分化有调节作用，不只是简单地相互拮抗。

在众多抑癌基因中，细胞周期的重要调节因子——周期蛋白依懒性激酶抑制因子（CKI）是颇受关注的家族。目前，根据这些因子与周期蛋白依赖性激酶（CDK）相互作用的特异性和序列同源性，把 CKI 分为 INK4（inhibitors of kinase 4）家族和 CIP/KIP（CDK inhibitory protein/kinase inhibitory protein）家族。INFC 家族的 CKJ 包括 p15、p16、p18 和 p19。p16 基因和 p15 基因是 1993 年以来先后被克隆鉴定的两种高度同源的基因，均位于人类染色体 9p21 区，其表达产物 p16INK4A 和 p15INK4B 可与周期蛋白依赖性激酶 CDK4 和 CDK6 结合，阻碍其与细胞周期蛋白 D（cyclin D）形成复合物，使 cyclin D/CDK4、Cyclin D/CDK6 激酶失活，导致细胞周期停滞在 G1/S 期，细胞增殖受到抑制，呈现抑癌基因的作用。如果 p16 INK4A 和 p15 INK4B 因 p16 基因、p15 基因改变而不能正常表达，将会使细胞异常增殖，最终导致肿瘤的发生。

p16 基因和 p15 基因经常在各种肿瘤和癌细胞中缺失，而 DNA 甲基化是这两个基因沉默的主要机制。DNA 甲基化是表观遗传效应的重要机制之一，表观遗传是指通过增强基因调控区 DNA 甲基化或抑制组蛋白乙酰化等作用间接抑制基因表达，并且此种改变还可遗传给子代细胞。表观遗传学研究的范畴主要包括 DNA 甲基化、组蛋白翻译后修饰、染色体重塑和 siRNA 等研究领域的内容。其中，DNA 甲基化是哺乳动物最常见的表观遗传修饰方式，其引起的基因转录沉默与哺乳动物生长发育、遗传损伤、基因印记、衰老及肿瘤的发生有密不可分的关系。镍作为一类典型的重金属致癌物，在多数情况下，直接诱发 DNA 突变的活性却较低，它在影响基因表达时并不直接作用于编码基因，而是通过表观遗传效应，重塑编码基因调控区蛋白质的结构，导致众多抑癌基因表达的沉默以发挥致癌效应。

代谢过程与表观遗传效应有关，镍作为一种过渡金属，镍化合物可诱导产生活性氧打破体内的氧化还原平衡，具体表现为体内的脂质过氧化产物增多，还原性谷胱甘肽含量降低，抗氧化酶活性降低。机体内谷胱甘肽含量的变化将影响表观遗传的进程。

（三）镍的其他表观遗传学效应

镍除了影响 DNA 的甲基化，还能够通过改变组蛋白共价修饰模式而使基因转录关闭。人源肺细胞暴露于可溶性镍化合物可导致 H2A、H2B、H3 和 H4 的去乙酰化，H3K9 双甲基化增加，H2A 和 H2B 泛素化增加。组蛋白修饰与 DNA 甲基化调控之间存在机制上的联系，在结晶型硫化镍（NiS）诱导无限增殖化人类支气管上皮细胞恶性转化的过程中，O6- 甲基鸟嘌呤 -DNA 甲基化酶（MGMT）基因在转化细胞中呈现启动子区甲基化和低表达，同时组蛋白 H4、H3K9 乙酰化水平降低，组蛋白 H3K9 双甲基化水平升高；在 MGMT 基因启动子区 DNA 甲基化酶 1、甲基 -CpG 结合蛋白 2 和甲基化 CpG 结合区 2 的结合水平升高，而甲基化 CpG 结合区 1 的结合水平降低。这些表明，在结晶型 NiS 诱发细胞恶性转化的过程中，DNMT1 表达上调、MGMT 基因启动子 CpG 岛高甲基化、组蛋白修饰及 MBDs 的结合，这些分子事件交互调节，协同调控 MGMT 基因表达的抑制。

三、砷的表观遗传学效应分析

砷（As）是一种在环境中以无机状态存在的非金属元素，为常见的环境污染物和人类致癌物。流行病学研究提示，无机砷暴露诱发皮肤、肝脏、肺、膀胱和前列腺肿瘤，其中肝脏是砷诱发癌变的重要靶器官。人群中砷暴露通常由于接触污染的水、食物和土壤，最主要的途径是饮用污染水；职业暴露通常因为工业生产中吸入砷。砷是一种具有综合毒性的物质，其不同的合成形式、氧化形式和代谢形式决定了其毒性类型与强度，主要包括遗传毒性、细胞毒性、代谢毒性和表观遗传毒性。

（一）砷的认知

1.砷的物理性质

砷的原子序数为 33，原子量为 74.92。砷有黄、灰、黑褐三种同素异形体。其中灰色晶体是最常见的单质形态，脆而硬，具有金属光泽（故砷单质也称为金属砷），易导热导电，易被捣成粉末。熔点 817 ℃，加热到 616 ℃，便可不经液态直接升华成气态，砷蒸气具有一股难闻的大蒜臭味。砷的化合价为 +3 和 +5。第一电离能 9.81 eV。

当砷蒸气在 360 ℃以上晶析时，可得到六方晶型 α- 砷（灰色金属状，相对密度 5.72）；在 300 ℃以下蒸镀时，就得到玻璃状 β- 砷（灰或黑色，相对密度 4.73）；将砷蒸气骤冷可得到正方晶形 γ- 砷（黄色，相对密度 2.03）。γ- 砷可溶于二硫化碳。

2.砷的化学性质

砷在化学元素周期表中的位置正好位于磷的下方，正是由于两者化学习性相近，所以砷很容易被细胞吸收导致中毒。砷可分为有机砷及无机砷，其中无机砷毒性强。另外，有机砷及无机砷又分别分为三价砷及五价砷，在生物体内砷的价数可互相转变。

砷与汞类似，被吸收后容易跟硫化氢根或双硫根结合而影响细胞呼吸及酵素作用，甚至使染色体发生断裂。最常见的化合物为砷的氢化物或称砷化氢、五氧化二砷和三氧化二砷及其对应的水化物——砷酸和亚砷酸。砒霜是三价砷，亚砷的氧化物。

砷单质很活泼，在空气中加热至约 200 ℃时，会发出光亮；加热至 400 ℃时，会发出蓝色火焰，并形成白色的三氧化二砷烟。金属砷易与氟和氧化合，在加热情况下亦与大多数金属和非金属发生反应。不溶于水，溶于硝酸和王水，也能溶解于强碱，生成砷酸盐。

3. 砷的毒性危害

饮料中含砷较低时（10 ～ 30 mg/g），胎儿生长滞缓；女性怀孕概率降低，自然流产率升高；儿童死亡率较高，骨骼矿化减低；在羊和微型猪中还观察到心肌和骨骼肌纤维萎缩，线粒体膜发生变化。砷在体内的生化功能还未确定，但研究提示砷可能在某些酶反应中起作用，以砷酸盐替代磷酸盐作为酶的激活剂，以亚砷酸盐的形式与巯基反应作为酶抑制剂，从而影响某些酶的活性。有人观察到，做血液透析的患者血砷含量减少，这可能与患者中枢神经系统紊乱、血管疾病有关。

单质砷无毒性，砷化合物均有毒性。三价砷比五价砷毒性大约 60 倍；有机砷与无机砷毒性相似。人口服三氧化二砷中毒剂量为 5 ～ 50 mg，致死量为 70 ～ 180 mg（体重 70 kg 的人，为 0.76 ～ 1.95 mg/kg，个别敏感者 1 mg 可中毒，20 mg 可致死，但也有口服 10 g 以上而获救者）。人吸入三氧化二砷致死浓度为 0.16 mg/m³（吸入 4 小时），长期少量吸入或口服可产生慢性中毒。在含砷化氢为 1 mg/L 的空气中，呼吸 5 ～ 10 分钟，可发生致命性中毒。

三价砷会抑制含 -SH 的酵素，五价砷会在许多生化反应中与磷酸竞争，因为化学键的不稳定，很快会被水解而导致高能键（如 ATP）的消失。氢化砷被人吸入之后会很快与红细胞结合并造成不可逆的细胞膜破坏。低浓度的氢化砷会造成溶血（有剂量反应关系），高浓度则会造成多器官的细胞毒性。

（1）对胃肠道、肝脏、肾脏的毒性。胃肠道砷中毒通常是在食入砷或经由其他途径大量吸收砷之后发生的。胃肠道血管的通透率增加，造成体液的流失及低血压。胃肠道的黏膜可能会进一步发炎、坏死造成胃穿孔、出血性坏死性肠炎、带血腹泻。砷暴露会引起肝脏酵素的上升。慢性砷食入可能会造成非肝硬化引起的门脉高血压；急性且大量砷暴露除了其他毒性可能也会出现急性肾小管坏死、肾小球坏死而发生蛋白尿。

（2）对心血管系统的毒性。食入大量砷的人会因为全身血管被破坏而造成血管扩张，大量体液渗出，进而引起血压过低或休克，过一段时间后可能会发现心肌病变。慢性砷暴露会造成血管痉挛及周边血液供应不足，进而造成四肢的坏疽，或称为乌脚病。患乌脚病的人之后患皮肤癌的概率也较高，不过有些饮用水中也有其他造成血管病变的物质，这也是引起疾病的一部分原因。在智利的安托法加斯塔（Antofagasta）曾发现饮用水中的砷含量为 20～400 ppb，许多人因此患有雷诺现象及手足发绀，解剖这些人发现小血管及中等大小的血管已纤维化并增厚，以及心肌肥大。

（3）对神经系统的毒性。砷在急性中毒 24～72 小时或慢性中毒时常会发生周边神经轴突的伤害，主要是末端的感觉运动神经，异常部位为类似手套或袜子的分布；中等程度的砷中毒在早期主要影响感觉神经，可有疼痛、感觉迟钝；而严重的砷中毒则会影响运动神经，可观察到无力、瘫痪（由脚向上），然而就算是很严重的砷中毒也很少波及颅神经，但有可能造成脑病变，有一些慢性中毒较轻微没有临床症状，但是做神经传导速度检查会发现神经传导速度变慢。慢性砷中毒引起的神经病变需要数年的时间来恢复，而且也很少会完全恢复。追踪长期饮用砷污染牛奶的儿童，会发现其发生严重失聪、心智发育迟缓、癫痫等脑部伤害的概率比没有砷暴露的儿童高。

（4）对皮肤的毒性。砷暴露的人最常看到的皮肤症状是皮肤颜色变深、角质层增厚，以及皮肤癌。全身出现一块块色素沉积是慢性砷暴露的指标（曾在长期饮用砷含量大于 400 ppb 的水的人身上发现），较常发生在眼睑、颞、腋下、颈、乳头、阴部，严重砷中毒的人可以在胸、背及腹部发现。

砷引起的过度角质化通常发生在手掌及脚掌上，看起来像小粒玉米般突起，直径 0.4～1 cm。大部分砷中毒的人，皮肤上过度角质化的病变可以数十年都没有癌变，但是有少部分人的过度角质化病灶会转变为癌症前期病灶，跟皮肤癌难以区分。

（5）对呼吸系统的毒性。暴露于高浓度砷粉尘的精炼工厂工人可能会出现呼吸道黏膜发炎且溃疡，甚至鼻中隔穿孔。这些精炼工厂工人和暴露于含砷农药杀虫剂的工人得肺癌的概率升高。

（6）对血液系统的毒性。无论是急性还是慢性砷暴露都会影响血液系统，可能会发现骨髓造血功能被抑制且有全血细胞数目下降（常见白细胞、红细胞、血小板下降），而嗜酸性白细胞数上升的情形。红细胞的大小可能是正常大小或较大。

（7）致癌性。

第一，皮肤癌：长期食用含无机砷的药物、水，或工作场所暴露砷的人常常会发生皮肤癌，通常是全身的，但是在躯干、脚掌这些没有接触阳光的地方有较高的发生率。一个患者有可能会出现数种皮肤癌，发生的频率由高到低为原位性皮肤癌、上皮细胞癌、基底细胞癌。一些过度角质化的病灶（边缘呈清楚的圆形或不规则的 1 mm~10 cm 的块状）后来变为原位性皮肤癌，而最后就侵犯到其他地方。砷引起的基底细胞癌常常是多发而且常分布在躯干上，病灶为红色、鳞片状，萎缩，难和原位性皮肤癌区分。砷引起的上皮细胞癌主要分布在阳光不会照到的躯干处，而紫外线引起的上皮细胞癌常常在头颈部阳光常照射的地方发生，我们可以靠分布来区分是砷引起的还是紫外线引起的上皮细胞癌，然而我们却很难区分是砷引起的还是其他原因引起的上皮细胞癌。流行病学研究发现砷的暴露量跟皮肤癌的发生有剂量反应效应。对在葡萄园工作或由皮肤及吸入暴露砷的工人进行流行病学研究时发现，因为皮肤癌而死亡的比例有所升高。

第二，肺癌：经二氧化硫校正研究，暴露在三氧化二砷环境下的精炼厂工人、暴露在五价砷农药环境下的人，以及暴露在抽烟环境下的人肺癌发生的概率较高。

（二）砷所致组蛋白修饰改变分析

组成核小体组蛋白核心部分的状态大致是均一的，游离在外的 N 端可以受到各种各样的修饰，其中包括组蛋白末端的乙酰化、甲基化、磷酸化和泛素化等。与砷致癌机制有关的组蛋白修饰，主要包括其所致组蛋白乙酰化改变、组蛋白甲基化改变和组蛋白磷酸化改变等。

1. 砷所致组蛋白乙酰化改变

组蛋白乙酰化作用是一个动态的可逆过程，乙酰化和去乙酰化的动态平衡影响染色质的结构和基因表达，组蛋白乙酰化失衡可影响正常功能的基因表达，导致肿瘤发生。无机砷可以引起组蛋白 H3 乙酰化改变，而且这个组蛋白修饰方式是无机砷所特有的。用一甲基砷酸单独诱导的恶性转化细胞中没有发现这种变化，且在一些低乙酰化的启动子区呈DNA 超甲基化状态。这些结果表明，无机砷可以通过改变表观遗传修饰来调节一些基因的表达而致使细胞发生恶性转化。

2. 砷所致组蛋白甲基化改变

组蛋白甲基化是表观遗传修饰方式的一种，参与基因转录调控。像乙酰化一样，组蛋白的甲基化也是可逆反应。组蛋白甲基化通常发生在 H3 和 H4 组蛋白 N 端精氨酸或者赖氨酸残基上。组蛋白甲基化修饰可调节相应位点的基因表达及维持染色质结构。1 个组蛋白上的赖氨酸残基最多可以被 3 个甲基修饰，通过不同位置的甲基化可以判断基因是被激活还是被抑制，如 H3K9 和 H4K20 甲基化与基因沉默有关，而 H3K4、H3K36 和 H3K79 甲基化却可以使基因活化。组蛋白甲基化和 DNA 甲基化可联合作用共同参与抑癌基因沉默而诱发肿瘤。

3. 砷所致组蛋白磷酸化改变

组蛋白磷酸化在细胞有丝分裂、细胞死亡、DNA 损伤修复、DNA 复制和重组过程中发挥重要的作用。无机砷诱导肿瘤细胞凋亡是通过上调磷酸化的组蛋白 2A 变异体，这可能是无机砷发挥毒性作为抗肿瘤药物的一个重要机制。无机砷可以在细胞分裂间期和有丝分裂期诱导 H3 磷酸化，而组蛋白 H3 磷酸化与细胞分化有关并调节基因表达，在细胞有丝分裂期组蛋白 H3 磷酸化会影响染色质的紧缩和分离，进而影响基因转录的起始，而组蛋白 H3 磷酸化在细胞分裂间期却可以诱导染色质松弛和使基因再表达。因此，砷诱导 H3 磷酸化对于阐明有丝分裂异常和致癌具有重要意义。

（三）砷所致 miRNA 表达改变分析

尽管 miRNA 的生物学作用和机制已经逐渐被了解，但对环境致癌物所致 miRNA 表达改变与细胞恶性转化和致癌作用的关系及其分子机制的研究甚少。砷暴露产生活性氧（ROS），其在细胞恶性转化和致癌过程中发挥重要作用，砷有可能也以同样的方式引起 miRNA 的表达改变。

用亚砷酸钠处理淋巴母细胞 TK6 或在缺乏叶酸的培养基中培养细胞 6 天，两种处理方式均可引起多种 miRNA 表达改变，其中共同改变了 5 种 miRNA。从而提示这两种方式处理细胞存在一些相同的调控机制。一种可能的机制就是在特定的砷处理和叶酸缺乏的条件下，SAM 耗竭而使 DNA 甲基化异常，且发现诱导 miRNA 表达的改变不是稳定不变的，在除去应激条件后 miRNA 的表达有可能恢复到基础水平。从而说明慢性暴露可能对永久改变 miRNA 的表达起重要作用。用低水平亚砷酸钠处理人类支气管上皮细胞 16 周后，发现细胞恶性程度增加并且由上皮细胞转变成间质细胞。该结果的发生主要是由于亚砷酸钠通过两条途径抑制了 miRNA-200 家族的表达：一是使 miRNA-200 的启动子 DNA 低甲基化；二是招募锌指增强子结合蛋白 1 和锌指增强子结合蛋白 2（Zeb1 和 Zeb2）到 miRNA-200 的启动子区，阻止其转录，从而使细胞发生恶性转化并转化成间质细胞。虽然砷可以诱导 miRNA 的表达改变，但在不同组织 miRNA 对于砷处理的反应却不同，有学者提出可能是组织特异性的差异所致。总而言之，这些都共同表明 miRNA 可能介导了砷引起的细胞毒效应。

砷不能归为典型致癌物，因为其不能诱导点突变和在动物模型中无法建立致癌模型。砷的致癌机制之一可能是扰乱表观遗传对维持基因组稳定性的作用，从而引起某些基因表达失调。砷可以改变 DNA 甲基化水平，但是现在仅有的研究实际上都是描述性研究，很难解释砷诱导的 DNA 甲基化改变对于砷致癌的影响，仍需开展更系统的研究，更清楚地了解砷暴露于不同细胞系和靶组织所引起的 DNA 甲基化改变，以阐明砷致癌的机制。而砷诱导的组蛋白修饰和砷致癌的关系仍处于初步研究。一些新的研究技术，如质量光谱法以组蛋白修饰分析为基础和全基因组测序，可以系统地了解砷诱导的组蛋白修饰改变和基因表达的关系。虽然 miRNA 的表达与多种肿瘤的发生发展存在着密切关系，而且环境致癌物暴露可以改变 miRNA 的表达，但是 miRNA 是如何参与环境致癌物的致癌过程的，目前探讨得还不够透彻。关于 miRNA 与砷致癌机制的研究甚少，还需要更多的研究指出砷暴露是否可以改变 miRNA 表达，miRNA 表达的变化会产生怎样生物学效应，以更全面地了解砷的致癌机制。

四、环境中其他物质表观遗传学效应

（一）空气颗粒物

颗粒物是对人类健康危害最大的空气污染物之一，其暴露与心肺疾病及肺癌住院率和死亡率的增加有关。在颗粒物暴露相关效应的发生机制中，表观遗传学的作用日益凸显。

1. 可吸入颗粒物（PM10）和细颗粒物（PM2.5）

在多种疾病的发病过程中，全基因组低甲基化起重要作用。颗粒物暴露（包括黑碳和PM2.5）与高同型半胱氨酸血症有关，而高同型半胱氨酸血症是甲基供体低利用率的标志，与全基因组低甲基化有关。在基因调控及保持全基因组稳定性方面，Alu 和 LINE-1 去甲基化起关键作用。在颗粒物暴露引起有害效应的整个过程中，全基因组低甲基化可能起关键作用，同时其与特殊饮食、遗传多态性二者的交互作用也不容忽视。全基因组甲基化改变可能与疾病的发生发展有关，有必要在体外和动物模型中进一步证实颗粒物暴露与特定基因甲基化之间的联系。

2. 颗粒物中的金属成分

近年来，职业人群暴露于空气中金属成分引发的表观遗传效应引起学者的广泛关注。铸造厂工人暴露于颗粒物中有毒金属成分 [铬（Cr）、铅（Pb）、镉（Cd）、镍（Ni）、锰（Mn）] 可改变 DNA 甲基化来下调炎性基因（CDH13、eNOS、TNFa）和与心肺疾病及癌症有关基因（RASSFlA、CDH13、TNF、Etl、eNOS）的表达；电炉钢铁厂工人暴露的颗粒物中，金属铬、铅、砷和镍的含量分别与组蛋白 H3K4 二甲基化呈正相关，镉的含量与 H3K9 乙酰化呈负相关；暴露于富含金属颗粒物与氧化压力和炎性过程相关的 miR-146a、miR-222、miR-21 表达的改变有关。与基线相比，暴露后 miR-222、miR-21 的表达显著增加，其中，暴露于铅成分（β =0.41， P =0.02）与 miR-222 的表达呈正相关，暴露于铅成分（β =0.51， P =0.011）及镉成分（β =0.42， P =0.04）均与 miR-146a 的表达呈负相关。

（二）电离辐射

电离辐射是已知的致癌物质，也是检测疾病和治疗恶性疾病的主要临床方法之一，这使得理解电离辐射效应机制迫切重要。表观遗传学改变在电离辐射旁效应中有重要作用，而 DNA 甲基化模式也是辐射跨代效应中引发遗传不稳定的关键因素。人类持续暴露于来自自然的低水平电离辐射，随着进化形成了一套自我保护适应辐射的机制：低剂量辐射暴露能表观激活反应基因，而高剂量的辐射暴露能表观沉默反应基因。与低剂量辐射有关的反应机制在表观遗传调控方面（DNA 甲基化、组蛋白修饰和 miRNAs）已有了新的认识，未来或许可以将低水平电离辐射应用于癌症的预防。

（三）环境雌激素

生物体发育过程中伴随着快速的细胞增殖与分化、复杂的信号转导，使得机体对外源性化学物尤其是环境雌激素的干扰特别敏感。环境雌激素是一类环境内分泌干扰物通过与机体内雌激素受体结合，扰乱内分泌系统、免疫系统、神经系统的正常功能而产生健康损害。一般而言，人工合成雌激素在经过传统毒理学试验和（或）Ⅰ、Ⅱ、Ⅲ 期临床试验证实其在一定浓度范围内低毒或无毒后，即可以应用在人类的生产和生活当中。但是，其中一些雌激素诱发的机体异常并不在当代出现，而是跨代遗传，从而使得它们的健康有害效应被忽视。而且这种跨代遗传往往不是由传统的遗传改变引起的，而是由表观遗传调控的，如 DNA 甲基化、组蛋白修饰与非编码 RNA 调控有关。合成雌激素乙蓝酚（DES）曾广泛应用于孕妇防范流产，乙烯菌核利（vinclozolin）被认为是低毒的杀菌剂。除 DES 和 vinclozolin 外，越来越多的环境雌激素被发现也能通过表观遗传学机制对机体及其后代造成损害。因此，研究环境雌激素的表观遗传学效应对保护环境和提高子代生存质量具有重要意义，同时为环境雌激素的健康风险评价提供科学依据。

（四）膳食因素

膳食营养缺乏等除能造成 DNA 损伤外，也能造成表观遗传学的改变，主要是 DNA 甲基化和组蛋白修饰。膳食中叶酸、微量元素硒、茶多酚和砷都能影响 DNA 的甲基化。

1. 叶酸

叶酸缺乏能够改变 DNA 的甲基化状态，因为叶酸是合成 SAM 的前体，而 SAM 是机体重要的甲基供体。叶酸缺乏与胎儿神经管畸形和 DNA 甲基化减少有关。叶酸的水平与 DNA 甲基化的水平非常一致。例如，利用高同型半胱氨酸血症大鼠模型证明叶酸含量丰富的饮食能够增加 DNA 甲基化水平，且胎盘 DNA 甲基化和肝叶酸及 SAM 的水平一致。

2. 硒

硒在食物中以含硒的谷胱甘肽过氧化物酶的形式存在，主要作用是防止自由基损伤。叶酸和硒能改变基因的甲基化水平，这可能与两者在一碳代谢和蛋氨酸循环中的作用有关。关于硒与肿瘤表观遗传变化的研究逐渐增多。硒能造成 GSTP1（pi-class 谷胱甘肽过氧化物酶）部分启动子 DNA 去甲基化和基因的重新表达。硒能减少 DNMT1 和 DNMT3a 的 mRNA 表达水平，降低 DNMT1 的组蛋白表达，还能降低组蛋白乙酰转移酶的活性，提高 H3K9 乙酰化水平，降低其甲基化水平。硒通过以上方式调节 DNA 和组蛋白的表观变化，激活甲基化沉默的基因，硒的这些表观遗传的修饰作用可能对癌症治疗有重要意义。关于硒在前列腺癌中的作用也有完全不同的观点，因此硒通过改变基因表观遗传机制治疗肿瘤的潜力还有待进一步研究。

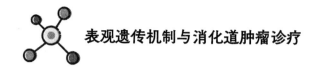

第三节 表观遗传的治疗技术

一、表观遗传治疗的认知

（一）表观遗传治疗的特点

表观遗传的化疗与其他化疗有着明显的不同。首先，表观遗传化疗药物的肿瘤抑制作用具有多重机制，特别是它们在抑制甲基化酶或脱乙酰酶的同时，也有细胞毒效应。药物的这两种作用所需要的药物剂量是不同的，这就使得表观遗传化疗时对药物的剂量有特殊的要求。例如，在刚开始时，阿扎胞苷在临床I/II期实验中，所用的剂量都接近患者的最大毒性允许剂量，以求最好的临床疗效。然而结果却不理想，患者出现了严重的副作用。后来发现，使用阿扎胞苷时，细胞内DNA去甲基化所需的剂量远低于它产生细胞毒性的剂量。于是在以后的临床试验中将剂量降低了，患者的副作用也减轻了，疗效反而上升了。其次，由于表观遗传的修饰是可逆的，因此治疗时的给药时间和程序就非常重要。与大部分的肿瘤化疗药物不同，阿扎胞苷的给药程序是连续7天，从而保证肿瘤细胞能够被持续地去甲基化，以达到有效的杀伤效果。表观遗传治疗的另一个独特之处是，在治疗过程中能够对疗效做连续的监测，患者的血细胞可以随时用来检查其DNA的甲基化或乙酰化程度，从而随时调整剂量和治疗时程。

目前，临床用于肿瘤治疗的DNA甲基化酶抑制剂疗法是低剂量多疗程疗法。检测表明，通过这样的疗法，患者的DNA并没有持续地去甲基化，因此也可能不足以完全和持久地改变肿瘤细胞的表观遗传修饰。因此，在肿瘤细胞恢复原先的过甲基化状态之前，与其他化疗药物结合治疗也许会有更好的疗效。在细胞去甲基化状态下，肿瘤细胞对其他细胞毒性的化疗药物，或其他表观遗传治疗（如抑制脱乙酰酶药物）也许会比较敏感。表观遗传治疗在去甲基化后，可能增加促凋亡基因的表达从而使细胞对具有细胞毒效应的化疗药物的敏感度增加。表观遗传治疗需要足够的时间来达到改变细胞表观遗传学的状态，只有在合适的时程的配合下，与其他化疗药物结合才能达到最佳效果。另外，将去甲基化药物与促乙酰化药物同时使用可能会加强肿瘤细胞表观遗传学状态的改变而进一步增加疗效。

（二）表观遗传治疗的发展

表观遗传治疗的发展取决于人们对表观遗传学认识的深入。目前在表观遗传治疗上所开发的药物所针对的靶点仍然局限于甲基化酶和脱乙酰酶。基因组普遍的基因沉寂可能是肿瘤细胞的一个特征之一，非特异性地抑制上述两个酶也许是一个可行策略。这也是表观遗传治疗目前还仅局限在对肿瘤的治疗上的原因之一。对于其他疾病而言，表观遗传学的异常并不是普遍存在于整个基因组的，因此如何特异性地改变某一个相关基因的表观遗传状态便是一个极具挑战性，同时对于治疗来说也是根本性的问题。对于每一种疾病，我们都必须了解导致该疾病的表观遗传学的异常及其原因与机制，才能设计相应的策略和找到相应的药物靶点。

第一，对不同甲基化酶和脱乙酰化酶的特异性药物。细胞内存在多种不同的组蛋白脱乙酰酶，对不同的组蛋白具有不同的作用。这些不同的组蛋白和不同的脱乙酰酶具有不同的组织和类型的细胞分布，因此可以推断它们的功能可能也不同。在理解了这些酶各自的功能及其与疾病的关系之后，相应的高度特异性的甲基化酶抑制剂和脱乙酰酶抑制剂将可以设计出来。

第二，其他调节组蛋白和 DNA 状态的药物。染色体上的甲基化和组蛋白上的乙酰化程度分别是甲基化和去甲基化及乙酰化和去乙酰化的平衡。目前的药物主要是来抑制甲基化和去乙酰化的，可以设想另一类促进去甲基化和去乙酰化的药物也可能被研制出来。这两类药物的选择性不同，从而提供了治疗手段的多样性。另外，某种疾病相关基因所在染色体片段的表观遗传学状态虽然受到 DNA 甲基化和组蛋白乙酰化的影响，但是它们不是控制 DNA 状态的唯一因素。例如，组蛋白甲基化酶也对组蛋白的状态有重要的影响，因此也是潜在的药物靶点之一。新的影响染色体表观遗传状态的蛋白质还将不断被发现，它们与疾病的关系将为药物的设计提供新的靶向。

第三，改变染色体表观遗传状态的靶点。造成表观遗传学异常的根本原因除了染色体上 DNA 序列的突变，大部分其他原因仍然不清楚。考虑到细胞内的活动是一个整体，受到细胞内环境和外环境的不断影响，可以想象许多细胞活动及其相关的蛋白质和酶会对那些直接与 DNA 修饰的组蛋白发生作用，从而间接地改变细胞的表观遗传学状态。在这种情况下，已经很难区分针对该靶点的治疗是表观遗传治疗还是普通的靶向治疗了。

二、适合表观遗传治疗技术的疾病

表观遗传学的研究已经进入许多疫病领域，包括肿瘤、病毒感染、发育异常、肥胖症、糖尿病、心脏病及一些精神病等。表观遗传机制造成的异常基因表达与由基因突变造成的异常最明显的不同就是前者是可逆的而后者则完全不可逆。鉴于表观遗传学指的是 DNA 分子的修饰及由此产生的后果，广义的表观遗传治疗应该包括任何针对 DNA 分子的修饰机制的治疗。与其他疗法不同的是，表观遗传治疗不是一种方法，而是包括任何能够修正导致疾病的表观遗传学异常的治疗手段。虽然表观遗传治疗也是针对细胞的遗传信息，但是它不涉及 DNA 和 RNA 的改变，而仅改变 DNA 所编码的基因的活性从而影响该基因的表达水平。因为许多疾病的发生都牵涉到不正常的基因表达，从而理论上可以用表观遗传治疗予以纠正，因此表观遗传治疗不限于治疗某一种疾病。总而言之，与其他的疗法不同，表观遗传治疗是一种治疗的理念和途径而不是具体的方法。表观遗传学本身还是一门非常"年轻"的学科，其相应的疗法自然更是在起始阶段，远远谈不上成熟。目前，人们对表观遗传学的了解还是局限于 DNA 甲基化和组蛋白去乙酰化。因此，狭义的表观遗传治疗是指抑制 DNA 甲基化和组蛋白去乙酰化的药物治疗。适合表观遗传治疗的有如下几种疾病。

第一，基因组印记疾病。基因组印记是细胞在基因表达时能够"记住"哪些基因从父系基因组，哪些基因从母系基因组表达的现象。由于基因组印记是由 DNA 甲基化和组蛋白乙酰化修饰来调节的，因此它是表观遗传学研究的一个重要方面。有一系列的发育和儿科疾病与基因组印记疾病密切相关。例如，普拉德 - 威利（Prader-Willi）综合征、快乐木偶（Angelman）综合征和贝 - 维（Beckwith-Wiedemann）综合征都是典型的基因组印记疾病。在第 15 号染色体同一部位上，如果由遗传或表观遗传导致来自父系的基因错误就是 Prader-Willi 综合征，而来自母系的基因错误则导致 Angelman 综合征。Beckwith-Wiedemann 综合征是由遗传或表观遗传的突变造成的第 11 号染色体上的印记错误导致的。

第二，肿瘤。肿瘤的表观遗传学机制是目前最活跃的表观遗传学研究领域。抑癌基因的过甲基化和癌基因的甲基化不足都可以是细胞癌变的原因。抑癌基因的过甲基化造成抑癌基因的表达沉默，而癌基因的甲基化不足则导致癌基因的过表达。

第三，衰老。DNA 甲基化与衰老密切相关。许多证据表明随着衰老的进程，会出现甲基化的异常。许多老年人常见的疾病，包括退行性脑病（阿尔兹海默病、帕金森病等）、自身免疫病和肿瘤等，都可能与老年后甲基化的异常有关系。在有些组织中，老化的细胞呈现胞嘧啶甲基化降低的现象，从而导致染色体的不稳定和重组。其结果自然造成发生肿瘤的概率增加。另外，过度甲基化也会造成抑癌基因的沉默从而增加癌变的可能性。例如，小肠息肉细胞随着年龄的老化，有时会出现全面性的过甲基化。这种过度甲基化将增加息肉癌变的概率。

第四，免疫相关疾病。表观遗传学的异常和自身免疫病相关。在机体对特异的抗原产生抗体时，需要调节染色体相关区域的甲基化和乙酰化的状态，以利于 DNA 的暴露和基因发生重组。这是一个极为复杂的过程，已有证据表明表观遗传学功能的紊乱与自身免疫病的发生相关。红斑狼疮患者的 T 细胞呈现与细胞外信号调节相关的激酶和甲基化酶活性低下的现象，其 DNA 也显示出甲基化不足。该激酶甲基化信号通路的失调，造成一些对甲基化敏感的基因过表达。其中已知的一个基因是白细胞功能相关因子。甲基化低下造成该基因的过表达是红斑狼疮的发病机制之一。

第五，精神病。表观遗传异常可能是复杂的成人精神分裂性、自闭性和退行性疾病的原因。近年来发现在精神分裂症和情绪异常患者的脑细胞里，编码 DNA 甲基化酶的基因有易位的现象。在精神分裂症患者的脑内，DNMTs 在主管抑制大脑神经活动的 γ- 氨基丁酸联络神经元中表达特别高，因此造成了这类细胞内 DNA 被过度的甲基化。过度甲基化在精神分裂症、分裂情感性精神病及其他精神病患者的脑内抑制络丝蛋白的表达。络丝蛋白在正常的神经递质传递、记忆的形成和突触传递等活动都发挥着重要的作用。另外，也有一些初步证据表明自闭症可能既有遗传因素又有表观遗传因素。值得注意的是，自闭症与第 15 号染色体变异相关。无独有偶，上述 Prader-Willi 综合征和 Angelman 综合征也是在第 15 号染色体上的，而后两者都与表观遗传异常相关。

第六，儿科综合征。除了表观遗传的异常，DNA 突变所致的遗传病也可以影响到表观遗传。这是因为如果编码参与表观遗传学调控的组蛋白基因出现了突变，必然会影响到表观遗传的变化。

三、表观遗传治疗药物的靶向目标

基于目前人们对表观遗传学的了解，绝大部分针对表观遗传学设计的药物都是以甲基化酶或脱乙酰酶为靶点的。

第一，组蛋白脱乙酰酶。DNA 的组蛋白乙酰化和脱乙酰化对染色质的形态具有极其重要的影响，并直接参与调节基因的表达。染色质的核心组蛋白的乙酰化程度是由组蛋白乙酰转移酶和脱乙酰酶的竞争来决定的。目前，已知有 18 种哺乳动物脱乙酰酶，它们分为两大家族，HDACs 和类 ySir2 脱乙酰酶（ySir-like deacetylases）。后者又名 sirtuins 或 III 型 HDAC。HDAC 家族的成员又可以根据其一级结构、大小和与酵母脱乙酰酶的类似程度分为 I 型 HDAC 和 II 型 HDAC 两类。I 型和 II 型的脱乙酰酶都需要与其他蛋白质结合而发挥其功能。但是 I 型和 II 型所相互作用的蛋白质是不同的，它们在不同组织中的表达量、细胞内的分布样式及其生物学的作用都不同。人类有 7 种 III 型 HDAC，根据其一级结构，这个家族的 HDAC 又可分为 5 个亚型。III 型 HDAC 的催化亚基互相都相似但与 I/II 型的完全不同。值得注意的是，HDACs 也许并不是单以组蛋白为底物从而对染色质 DNA 的状态有调节作用，它对非组蛋白的乙酰化修饰的调节作用也不容忽视。非组蛋白的乙酰化已被证明对组蛋白的稳定性，组蛋白之间的相互作用，组蛋白的细胞内定位及组蛋白与 DNA 的结合等都有重要的影响。

第二，DNA 甲基化酶。根据 C 端催化片段的同源性，真核细胞的 DNMT 可以被分为 3 个主要的家族，按其发现的先后分别命名为 DNMT1、DNMT2 和 DNMT3。DNMT1 特异性地催化已经半甲基化的 DNA 链上 CG 位置的甲基化。这一特点，显示该酶的功能主要是维持 DNA 的甲基化。此外，DNMT1 还与许多染色质修饰活动相关的组蛋白相互协同，而这些组蛋白也都与基因的沉默相关，因此说明 DNMT1 的所有功能，包括甲基化在内都为了强化基因表达的抑制。DNMT2 广泛地存在于各种组织中，其蛋白质序列显示出它是个不折不扣的胞嘧啶甲基化酶，奇怪的是所有各种基因突变技术去除该酶的实验结果均未发现任何作用。哺乳动物细胞中有 3 个 DNMT3 亚型：DNMT3a、DNMT3b 和 DNMT3L。DNMT3a、DNMT3b 都主要甲基化 CpG 二联核苷酸，但是非 CG 的胞嘧啶也可以被它们甲基化。DNMT3L 与 DNMT3a 和 DNMT3b 同源，DNMT3a 和 DNMT3b 可以被 DNMT3L 免疫共沉淀下来，说明 DNMT3L 与两者有相互作用。另外，DNMT3L 还可以和组蛋白脱乙酰酶相互作用。

第三，潜在的表观遗传治疗靶点。除上述两个目前被研究得最多的酶外，所有其他影响 DNA 修饰的组蛋白都可以是潜在的靶点用于改变细胞的表观遗传状态。例如，组蛋白甲基化酶，上面提到过的 MeCP2 及组蛋白乙酰转移酶。

第四章 表观遗传与肿瘤的发生及诊疗

第一节 表观遗传与肿瘤发生的机制

通常而言，肿瘤是由渐进性的遗传异常驱动的一种疾病，这些遗传异常包括抑癌基因与癌基因突变和染色体异常。肿瘤也是由表观遗传改变引起的一种疾病，表观遗传调控的基因沉默是癌症中基因功能缺失的一个重要机制，这种基因沉默与启动子甲基化的异常及转录抑制相关。表观遗传调控的基因沉默发生在人类肿瘤发生的早期（发生转移前的病灶），干扰或激活关键的信号通路。肿瘤早期发生的基因沉默事件，通过使关键的细胞信号通路改变，促使细胞发生异常的早期克隆性扩增。在肿瘤形成的早期，表观遗传的改变会引起癌前细胞的扩增。这部分细胞先是发生表观遗传的改变，表观遗传的改变决定了随后的遗传改变，遗传改变则促使克隆恶变。

长期以来，人们普遍认为，癌症是一种遗传性疾病，即主要是由若干个（2～3个）基因突变累积导致靶细胞持续增殖、凋亡失控、侵袭能力增强等变化从而癌变。然而，近年来的研究进展，尤其是癌症基因组测序项目的实施，使人们开始重新审视这一理论。首先，人们发现基因被激活或失活，并不一定要通过 DNA 序列改变，表观遗传调控失常也可和基因突变一样造成致癌后果。其次，新近发展起来的测序技术使得人们有可能测定同一种癌症的多个样本的全外显子序列甚至全基因组序列，从而比较全面、彻底地发现致癌原因，该项目除了发现人们熟知的致癌基因或抑癌基因，更重要的方面就是发现了表观遗传调控基因的突变（包括 DNA 序列中碱基突变、缺失、移位、融合或多拷贝放大等）所导致的癌症种类数量之多及发生率之高远远大于人们之前的认识，为表观遗传在癌症发生发展中的重要作用提供了大量的实验证据。一些肿瘤甚至可能就是表观遗传性疾病，如恶性柱状细胞癌（MRTs）、视网膜母细胞瘤、儿童成神经管细胞瘤等。表观遗传调控机制包括 DNA 甲基化、组蛋白修饰、染色质重塑及非编码 RNA 等，下面分别就其在肿瘤发

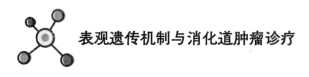

生发展中的作用进行阐述。

一、DNA 甲基化与肿瘤发生的机制

DNA 甲基化主要发生在 CpG 二联核苷酸位点，通常 DNA 甲基化会抑制所调控基因的表达，从而在奢侈基因沉默、基因组印记及染色体稳定性维持等过程中发挥重要功能。DNA 甲基化酶包括 DNMT1（维持甲基化）、DNMT3a 及 DNMT3b（催化新的甲基化），而甲基化的 CpG 可以被 Tet 家族蛋白水解。DNA 甲基化在肿瘤发生发展中具有重要作用。

首先，在正常细胞内，启动子区的 CpG 岛呈非甲基化状态，而大部分散在分布的 CpG 二联核苷酸多发生甲基化。肿瘤常伴随基因组整体甲基化水平降低和某些基因 CpG 岛甲基化水平异常升高（如抑癌基因），而且这两种变化可以在一种肿瘤中同时发生。一方面，基因组整体甲基化水平降低，有利于有丝分裂重组，从而导致基因缺失和转位，并可诱导染色体重排。此外，基因组整体甲基化水平降低还可以导致癌基因活化 [如胰岛素样生长因子 II（IGFII）的活化导致肾母细胞瘤]、转座子的异常表达、基因组不稳定等，这些因素均促进了肿瘤的发生。另一方面，基因启动子区的 CpG 岛发生异常高甲基化，可导致基因转录沉默，使重要基因，如抑癌基因、细胞周期调控基因、凋亡基因等表达极度降低或不表达，进而促进肿瘤的发生。表观遗传和遗传可以互相配合，抑制抑癌基因从而导致肿瘤的发生。例如，抑癌基因的一个等位基因因突变而失活，另一个等位基因则可能是因为启动子甲基化而被抑制表达。

其次，异常的 DNA 甲基化还会导致某些抑制细胞转移的基因表达被抑制，进而促使肿瘤发生转移。这些转移相关基因包括上皮钙黏素（E-cadherin）基因、硫酸乙酰肝素合成途径、蛋白酶抑制剂、轴突生长导向分子、血小板应答蛋白（thrombospondins）和层粘连蛋白等。最明显的是 E-cadherin 基因（CDH1），某些原发肿瘤呈现 E-cadherin 超甲基化，但相应转移灶 E-cadherin 基因却未发生甲基化。这些都显示在原发肿瘤中 E-cadherin 表达缺失，但远端转移灶中 E-cadherin 表达正常。由此可见，转移细胞要正确整合入一个新的正常细胞环境，E-cadherin 去甲基化和再表达是必不可少的。此外，基因内含子 DNA，如 LINE1 和 Alu 重复序列被激活后，可转录或转位至其他基因区域并扰乱基因组。LINE1 和 Alu 内较高程度的低甲基化与神经内分泌肿瘤和淋巴结转移相关。许多具有高侵袭性或具有转移潜能的肿瘤中，某些基因呈现低甲基化，如 SNCG 和 uPA1/PLAU。

影响 DNA 甲基化水平的多种酶，包括 DNMT3a，Tet 蛋白的突变或失活也被证明与多种白血病有关。例如，急性髓细胞性白血病（AML）和其他几种淋巴细胞白血病中发现 MLLTET1 的异常融合。DNMT1 是 DNA 甲基化的关键酶，DNMT1 活性增加促进 DNA

异常甲基化。总之，DNA 甲基化在癌症发生发展中具有关键作用。[①]

二、组蛋白修饰与肿瘤发生的机制

8 个组蛋白（2 个 H2A、2 个 H2B、2 个 H3、2 个 H4）和约 146 bp 的 DNA 组成染色质的最基本单位——核小体。组蛋白上面的很多氨基酸可以通过各种翻译后的可逆的共价键修饰，包括甲基化、乙酰化、磷酸化、泛素化等，形成理论上数目繁多的特定的组蛋白密码来形成"开放"或"关闭"的局部染色质结构，或是决定何种蛋白质结合到特定 DNA 区域，从而调节多种 DNA 功能，包括转录、复制及损伤修复。目前，研究最多的是组蛋白的乙酰化和甲基化。例如，组蛋白的 H3K4、H3K36、H3K79 的三甲基化，H3K9 和 H3K14 的乙酰化及 H4K20 和 H2BK5 的单甲基化都导致基因激活，而 H3K9 的单 / 双甲基化和 H3K27 的三甲基化会抑制基因表达。迄今已发现数百种蛋白酶参与组蛋白共价修饰的精细调控。组蛋白修饰异常是肿瘤细胞的一个明显标志。例如，肿瘤细胞有着非常显著的降低的 H4K20 的三甲基化和 H4K16 的乙酰化，而关于组蛋白修饰酶在肿瘤细胞中的突变或表达异常的报道更是层出不穷，现在已知较多的是修饰组蛋白乙酰化和甲基化的酶在多种癌症中的突变，而其他类的酶与癌症的关系则还处于研究初期，如癌基因 JAK2 其实是一个组蛋白激酶。

（1）组蛋白乙酰转移酶和组蛋白脱乙酰酶。数种组蛋白乙酰转移酶基因的移位在许多种血液肿瘤中频繁出现，这些酶包括 EP300、CREBBP、NCOA2、MYST3、MYST4 等，而腺病毒蛋白 E1A 和 SV40T 结合组蛋白乙酰转移酶 EP300 和 CREBBP 后可异常激活许多基因，导致细胞增殖分裂加快，从而在很多组织系统中引发癌变。EP300 的突变和另一种组蛋白乙酰转移酶 KAT5 的染色体移位可以增加结直肠癌、胃癌、乳腺癌及胰腺癌的发病率。HDAC 类和 Sirtuins 类两个家族的组蛋白脱乙酰酶都在很多类型的癌症中高表达，抑制它们的活性即可以抑制肿瘤生长。

（2）组蛋白甲基化酶和去甲基化酶。很多组蛋白甲基化酶和去甲基化酶也被发现与癌症的发生发展密切相关。在许多种癌症中都有由染色质移位、基因扩增或缺失、突变、融合、过表达或表达抑制等多种方式导致的酶表达水平或活性异常。例如，H3K4 甲基化酶 MLL 在超过 70 % 的新生儿白血病和 5 % ～ 10 % 的成人淋巴细胞性白血病中发生部分重叠性复制（MLL-PTD）或者基因融合。和 MLL 异常有关的白血病往往对现有治疗方法不敏感，而且预后很差。已发现的可以和 MLL 发生融合的基因有八十多种，其中一个关键机制是 MLL 和其他蛋白质融合后生成的 DOT1L，即一种 H3K79 甲基化酶，其结合到

---

① 刑同京 . 表观遗传与消化道肿瘤 [M] . 北京：科学技术文献出版社，2018：82-97 .

更多的位点可以导致很多致癌基因异常激活。另一个 H3K4 甲基化酶 SMYD3 高表达于结直肠癌和肝癌中，使细胞繁殖和恶变加强。NSD1 是 H3K36（还可能包括 H4K20）甲基化酶，其与白血病、胶质瘤、神经母细胞瘤及一种非常容易患癌症的索托斯（Sotos）综合征有关。

但在这些组蛋白甲基化酶中，与癌症关联证据最多且最复杂的还是 H3K27 甲基化酶 EZH2。EZH2 是 PRC2 复合物的关键成分，通过影响基因表达而在干细胞自我复制、定向分化、器官形成等生命过程中起着非常关键的作用。EZH2 起初被发现高表达于前列腺癌、乳腺癌、结直肠癌、皮肤癌和肺癌，其诱发癌症的机制为 EZH2 对干细胞特异基因的激活及对很多抑癌基因如 p16、p27 和 BRCA1 的调控等。抑制 EZH2 活性的确能在小鼠模型中抑制甚至完全阻断肿瘤的生长。在弥散大 B 细胞淋巴瘤中 EZH2 的一个等位基因发生突变后和另一个等位基因表达正常的 EZH2 组合会出现更强的酶活性。而 EZH2 在 25 % 的 T 细胞白血病中可能发生失活性突变。因此，根据不同的细胞环境 EZH2 既可以是致癌基因，也可以是抑癌基因。

此外，关于组蛋白去甲基化酶在癌症中的研究也越来越多。例如：催化双甲基化或三甲基化的 H3K4 去甲基化的 JAR1DI 家族的多个蛋白质在多种癌症中高表达且很可能是致癌原因；对 EZH2 起拮抗作用的 H3K27 去甲基化酶 UTX 在很多癌症中发生突变。催化单甲基化或双甲基化的 H3K4 和去甲基化的 LSD1 在乳腺癌中的表达缺失。LSD1 的表达可以抑制乳腺癌细胞的侵袭和转移，并且影响转化生长因子 -β 的信号传导，这表明 LSD1 是一个强效的抑癌基因，可能是干预乳腺癌转移的新的分子靶点。

三、染色质重塑与肿瘤发生的机制

染色质重塑通常是由一些能水解 ATP 产生能量的、较大的复合物催化的，这些复合物包括 SWI/SNF、ISWI、INO80 等，它们通过影响染色质结构而调控转录、复制、DNA 损伤修复等，从而在干细胞自我复制、分化发育、器官形成等过程中发挥重要作用。这些染色质重塑复合物，尤其是 SWI/SNF 复合物与多种癌症相关。SWI/SNF 复合物在从酵母到人的所有整合细胞中都保守存在，影响基因表达、复制等基本 DNA 功能。哺乳动物 SWI/SNF 复合物包含 8 ～ 12 种成分，其组成成分和具体功能呈组织特异性及发育阶段特异性。SW1/SNF 复合物的 ATP 酶可以是 Brg1 或 Brm 其中的一种，其他成分包括 SNF5、BAF155、BAF170、ARID1a、BAF180 等。

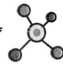

四、miRNA 与肿瘤发生的机制

人类基因组转录生成的 RNA 绝大部分不能编码生成蛋白质，称为非编码 RNA。根据其长度，分为微 RNA 和长链非编码 RNA 等。非编码 RNA 对于染色质结构与性质、基因沉默等具有重要意义，特别是 miRNA 对细胞周期的调控，是影响肿瘤发生的重要调控因子。miRNA 与表观遗传调控之间存在着复杂的交互作用：一方面，miRNA 的表达受到 DNA 甲基化和组蛋白修饰等经典表观遗传机制的调控；另一方面，由于 miRNA 靶基因繁多，一些 miRNA 也可通过调节 DNA 甲基化水平或改变组蛋白修饰等多种途径而参与构成表观遗传调控网络。其结果不仅对组织细胞产生了更加精确的调控作用，而且也可能是诱发肿瘤发生发展及生物学性状改变的重要原因。

肿瘤细胞中普遍存在着 miRNA 的表观遗传学调控，许多具有抑癌特性的 miRNA 常被 DNA 超甲基化沉默，或关闭启动子区的染色质结构，从而抑制靶基因转录。该作用具有一定的肿瘤特异性。染色质修饰药物，如 DNA 甲基化酶抑制剂或组蛋白修饰酶抑制剂等可通过降低启动子区 DNA 甲基化水平或开放异常的染色质结构，重新激活 miRNA 基因初级转录物（pri-miRNA），经一系列加工过程生成成熟的 miRNA，发挥正常的基因调控作用。

长链非编码 RNA 是长度大于 200 nt 的 RNA 分子，通过不同的机制从分子水平发挥调控功能，lncRNA 有很多的细胞功能并且在肿瘤癌变的过程中发挥着重要作用。lncRNA 类似于转录抑制子，能够直接与各种配体结合。例如，lncRNA TERRA 可以直接与人的端粒酶结合并抑制端粒酶活性。此外，lncRNA 可以作为诱饵与 miRNA 竞争结合位点从而调节靶基因表达。lncRNA HULC 是最先发现的在肝细胞肝癌（HCC）患者血液中高度上调的 lncRNA，通过下调抑癌基因 p18 促使肝癌细胞大量增殖。此外，HCC 患者体内高表达的 lncRNA MVIH 和 lncRNA HEIH 分别与血管生成和肿瘤复发密切相关。其中，lncRNA HEIH 能够与 EZH2 结合，从而下调抑癌基因 p16 的表达。

五、表观遗传致癌的可能机制

表观遗传在癌症发生发展中具有关键作用，然而其作用的分子机制还有待进一步研究。第一，表观遗传通过影响基因表达，激活致癌基因或抑制抑癌基因，如表观遗传对 VHL、p16 和 Myc 等基因的调控；第二，表观遗传调控异常会导致染色质结构不稳定，从而引发染色体数目异常、大片段缺失或扩增及 DNA 修复机制紊乱；第三，表观遗传可能影响细胞增殖或凋亡，如 Brgl/Brm 缺失后，RB 不再诱导细胞凋亡，其他 SWI/SNF 也和 p53 有密切关系；第四，表观遗传可能影响重要信号传导通路，如 WNT、Hedgehog、

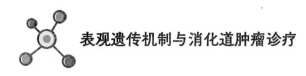

TGF-P、细胞表面受体及许多激素受体等，这些信号通路在个体发育中具有关键作用，在癌变过程中也扮演着重要角色；第五，表观遗传也能影响癌症侵袭和转移，如 LSD1 可以显著影响乳腺癌的侵袭和转移能力，SWI/SNF 也被证明与肿瘤转移有关。

第二节　表观遗传与肿瘤的诊断及治疗

一、表观遗传与肿瘤诊断

表观遗传修饰异常主要分为两大类：一类是在发育的重新编程过程中造成的特定基因表观遗传修饰的异常，称为表观突变；另一类是与表观遗传修饰相关的蛋白质分子结构或编码基因的突变，如 DNA 甲基化酶基因或甲基 -CpG 岛结合蛋白基因的突变。表观遗传学的异常如甲基化异常、染色质重塑、核小体选位、组蛋白修饰等发生在几乎所有恶性肿瘤中，为恶性肿瘤的诊断提供了宽广的应用前景。

由于肿瘤分子生物学特征的复杂性，肿瘤的诊断将逐渐由病理学诊断转向形态学、细胞遗传学和分子生物学综合诊断的发展方向。随着分子生物学的逐渐发展并日渐完善，分子诊断将成为肿瘤诊断的内容和手段之一。相比其他改变，表观遗传学异常的检测具有许多突出的优势，表观遗传学检测技术的应用将大大增加肿瘤基因诊断的手段和内容。目前最常见的蛋白质组学标志物在早期癌症患者血清学的水平很少升高，因而其普查和早期诊断的价值不大。很多癌症与基因的高度甲基化或甲基化沉默有关，使得其可以在癌症组织发生病理形态学改变之前就被诊断出来，进而有助于临床上肿瘤的早期发现和诊断。联合检测几个代表性基因和基因位点的高度甲基化，可作为肿瘤早期诊断的标志物之一，虽然对于肿瘤的表观遗传学异常表达的检测在技术上有一定难度，但是目前已经发展出许多方法可以敏感、有效地检测出患者体液中表观遗传的异常表达。

（一）DNA 甲基化异常与肿瘤诊断

DNA 甲基化异常与肿瘤的发生发展密切相关，它在抑癌基因失活、癌基因激活、染色体不稳定等过程中发挥着重要作用，目前已经成为表观遗传学和表观基因组学中的重要研究方向。

DNA 甲基化程度与基因表达活性成反比：癌基因的低甲基化状态和抑癌基因的高度

甲基化。低甲基化状态（或甲基化沉默）是癌症组织中整个基因组呈现去甲基化的状态，进而出现癌基因活化、基因突变、染色体不稳定、转座子异常表达，如 C-Jun、C-Myc、C-H-Ras 等；相反，肿瘤细胞中与 DNA 修复的相关基因，则呈现 CpG 岛高甲基化的状态，进而导致多种 DNA 修复相关基因失活。这些基因的功能涉及细胞周期控制、细胞凋亡、DNA 修复、细胞黏附与转移、细胞代谢解毒及细胞信号转导通路等。

目前，已知的经常发生甲基化沉默的肿瘤相关基因包括 p16INK4A/RB1/CDK4 途径、P53/P14ARF/MDM2tu 途径、PTEN/P27KIP1 途径、APC/β- 连环蛋白 /E- 钙黏素途径、DNA 修复、激素受体等。肿瘤患者除肿瘤细胞本身呈现低甲基化，甚至去甲基化状态外，其外周血细胞中的 DNA 也会呈现低甲基化或去甲基化状态。因此，根据这一特征，可以特异性地检查病患的外周血细胞的甲基化状态，进而成为肿瘤诊断的辅助指标。相反，高度甲基化是指基因的甲基化程度升高，继而出现基因的转录沉默及组蛋白表达下调，这种机制与基因突变共同在抑癌基因失活中发挥作用。高度甲基化基因包括 DAPK、APC、CDH1、PCDH20 等。例如，p16 基因的甲基化可以出现在 15 种以上的肿瘤组织中，而 BRCA1 基因的甲基化主要见于散发的乳腺癌和卵巢癌中。可以推想，在某些肿瘤中具有高度甲基化的一些基因适合作为肿瘤表观遗传学标志物。

作为理想的肿瘤生物学标志物，不仅应当能够通过最无创的检验材料检测出来，同时应具有癌前病变或癌症早期的特异性和敏感性。DNA 甲基化的检测在分子生物学的检测中的优势之一是 DNA 遗传的稳定性。另外，DNA 甲基化改变可从患者的组织、血清、唾液、尿液等中提取并进行分析。

MS-PCR 是目前检测 CpG 岛甲基化状态应用最广泛的一种技术，其原理是先用亚硫酸氢钠修饰处理基因组 DNA，将所有未发生甲基化的胞嘧啶脱氨基转变成尿嘧啶，而甲基化的胞嘧啶则不发生转变。然后分别设计针对甲基化和非甲基化序列的特异性引物并进行 PCR 扩增，通过琼脂糖凝胶电泳分析，进而确定与引物互补的 DNA 序列的甲基化状态。MS-PCR 灵敏度较高，应用范围广，特别是可以用于快速微量 DNA 分析及肿瘤相关基因的检测，根据每种肿瘤特异的相关基因分析，获得不同肿瘤特异的甲基化谱，进而可以运用到肿瘤诊断中。

肿瘤患者的 DNA 甲基化异常不仅可以用于肿瘤的早期诊断，还可以作为肿瘤患者化疗及预后复发的评估指标。在癌旁组织中 CpG 岛异常的甲基化可以作为肿瘤危险评估的指标。利用甲基化分析技术检测患者外周血和尿液中某些特异性癌基因的 DNA 甲基化水平，可以用于患病风险的预测、临床病程的监控和预后疗效的评估。

（二）组蛋白修饰异常与肿瘤诊断

组蛋白是染色质的基本组成部分，成对的 H2A、H2B、H3、H4 共同构成一个八聚体，每个八聚体上缠绕有 146 对碱基对。癌症细胞中会有许多组蛋白修饰异常，目前虽然已经有很多关于癌症诊断标志物的研究，但是很少有能够达到临床要求的敏感性和特异性的标志物。由于组蛋白在尿、粪等样本中研究较少，目前一般通过外周血测定组蛋白转录后修饰，如 H3K9me3 和 H4K20me3，外周血测定组蛋白为癌症诊断提供了可能。

组蛋白乙酰化是组蛋白修饰的一种常见形式，它由组蛋白乙酰转移酶和组蛋白脱乙酰酶协调调节。组蛋白乙酰转移酶的异常与多种肿瘤相关，HAT 基因发生异位、扩增、过表达和突变都会增加肿瘤发生的可能性。在结肠癌和胃癌中，大部分 HAT 基因发生突变。80 % 的恶性胶质瘤和急性白血病中也发现 HAT 基因突变；相反，组蛋白脱乙酰酶往往导致某些基因被抑制，进而引起肿瘤发生。HDAC 异常是引起急性粒细胞白血病及非霍奇金淋巴瘤的主要发病机制，HDAC 的过表达抑制 p53 的功能。

二、表观遗传与肿瘤治疗

表观遗传现象主要包括 DNA 甲基化、组蛋白修饰、染色体重塑和非编码 RNA 的调控等，它在环境因素相关的疾病如肿瘤、炎症、代谢性疾病等的发生发展过程中发挥着重要作用。恶性肿瘤的发生、发展、浸润、转移和化疗药物抵抗等不仅是基因组突变的结果，也与基因的表观遗传有着很大的联系。不同于基因组突变的是，表观遗传学的改变通常是可逆的，可通过药物、食物和环境的暴露因素而逆转。基于恶性肿瘤细胞中常常存在表观遗传修饰的异常表现，基因表观遗传的研究成为近年来的研究热点，研究人员试图发现更加有效的靶点来设计抗肿瘤药物。其中研究最广泛的有 DNMT 抑制剂和 HDAC 抑制剂等，它们通过抑制 DNMT 和 HDAC 活性以逆转异常的 DNA 甲基化和组蛋白去乙酰化。肿瘤表观遗传治疗主要的研究方向包括 DNMT、HDAC 和靶向 DNA 甲基化等，已进入临床试验阶段的药物有 DOT1L、EZH2、LSD1 等。

（一）DNA 甲基化酶抑制剂

DNA 甲基化酶抑制剂（DNMTi）对于治疗基因启动子区存在高甲基化的癌症具有重要意义。由于 DNA 甲基化是表观遗传修饰的一种重要方式，因此抑制 DNA 甲基化酶的活性已成为治疗肿瘤的新的研究思路。DNMT1 根据化学结构可以分为以下三类。

1. 核苷酸类

核苷酸类 DNMT1 是一种胞嘧啶的类似物，主要有 5- 氮杂胞嘧啶核苷（Azacitidine，5-Aza-CR）和它的脱氧类似物 5- 氮杂脱氧胞嘧啶核苷。地西他滨（5-aza-2'-deoxycytidine，5-Aza-CdR）是有效的 DNA 甲基化酶抑制剂，其主要机制就是在体内通过代谢形成脱氧核苷三磷酸，在 DNA 复制的过程中代替胞嘧啶，是一类 S 期的特异性 DNA 甲基化酶抑制剂，通过在 DNA 复制过程中取代胞嘧啶及与 DNMT 形成共价键后抑制 DNMT 的活性两种途径来抑制 DNA 甲基化。已被美国食品药品监督管理局（FDA）批准广泛应用于研究 DNA 甲基化的生物过程和治疗急性髓细胞性白血病及骨髓增生异常综合征（MDS）等血液系统的恶性肿瘤的治疗。但这两种药物在水溶液中不稳定，而且两种药物在治疗剂量下出现严重的胃肠道反应和骨髓毒性，因此在临床应用中存在局限性。

扎布拉林（Zebularine）也是胞苷类似物，可抑制 DNA 甲基化，并且具有化学稳定性高、细胞低毒性和对肿瘤细胞选择性高的特点。Zebularine 与 T24、HCT15 和 CFPAC-1 等癌细胞 DNA 的结合率远高于正常的纤维细胞，并且抑制癌细胞的生长及增殖，对正常细胞影响却很小。Zebularine 不会使抑癌基因 p16 重新甲基化，可用于肿瘤疾病等的长期持续治疗。Zebularine 可全部消除 DNMT1，但只能部分消除 DNMT3a 和 DNMT3b。因此，应与其他两种酶的抑制剂共同使用达到协同的效果，将有效地诱导并稳定 p16 基因的表达，它们可以与组蛋白脱乙酰酶抑制剂和化学疗法结合治疗肿瘤，将有效地用于癌症的临床治疗，具有广阔的应用前景。

2. 非核苷酸类

非核苷酸类抑制剂不包含胞嘧啶核苷酸结构，不整合入 DNA，所以细胞毒性比核苷酸类的 DNA 甲基化酶抑制剂要小。例如，血管扩张剂肼屈嗪能抑制癌基因 APC 去甲基化而重新表达，一期临床研究评估了它在宫颈癌的治疗效果，证明它可使抑癌基因 ER、p16 及 RAR 去甲基化，重新激活这些基因的表达。肼屈嗪在一定剂量下能有效去甲基化和重新激活抑癌基因，且不影响整体的 DNA 甲基化。再如，局麻药物盐酸普鲁卡因和抗心律失常药物盐酸普鲁卡因胺，这些广泛用于临床的传统药物制剂已被证实也是两种 DNMT 的抑制剂，盐酸普鲁卡因能特异性地抑制并结合 DNMT1，但是由于其本身在心脏方面的作用，限制了其作为一种 DNA 甲基化酶抑制剂在临床方面的运用。

3. 反义核苷酸靶向诱导 DNA 甲基化

靶向诱导 DNA 甲基化，是特异性诱导靶基因的启动子甲基化，使靶基因沉默的技术。对于低甲基化及高表达的肿瘤相关基因，反义核苷酸靶向诱导 DNA 甲基化可以诱导其本身启动子的甲基化，从而使该基因沉默，进而降低其基因表达水平。

（二）组蛋白脱乙酰酶抑制剂

组蛋白脱乙酰酶会导致肿瘤细胞中基因的乙酰化低表达，进而影响凋亡、细胞周期、信号转导、免疫反应和转移等过程，组蛋白脱乙酰酶抑制剂（HDACi）通过抑制 HDAC 的活性来逆转去乙酰化状态。HDAC 可分为四类：第一类 HDACs 主要存在于细胞核中，并与许多转录抑制因子有关；第二类 HDACs 存在于细胞核和细胞质内；第三类 HDACs 又被称为沉默信息调节因子（SIRT），这类 HDACs 依赖于 NAD 辅酶；第四类 HDACs

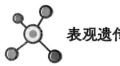

为 HADC11，反向调节白细胞介素。

HDACi 是一类抑制 HDAC 活性的药物，它通过多种机制起到抗肿瘤的作用，其中一种重要机制是通过线粒体通路和调节 Bcl-2 等蛋白质的表达及激活死亡受体（DR4、5、Fas）来选择性诱导肿瘤细胞的凋亡。HDACi 还可能影响转录因子（Stat3、NF-KB）的表达、调节细胞周期、诱发 ROS 聚积、胱天蛋白酶激活及抑制多种蛋白质的表达等。

迄今为止，已经开发出一系列不同结构的 HDACi，其中，羟肟酸衍生物有曲古抑菌素 A、SAHA 等，短链脂肪酸类有丙戊酸、丁酸苯酯、乙酸苯酯等，另外还有环状四肽类、氨基甲酸酯类衍生物、苯甲酰胺类衍生物及酮类等。

除了 DNMT 和 HDACs，越来越多的酶和蛋白质被纳入表观遗传靶向治疗的选择。EZH2 是 PRC2 复合体的催化核心单元，参与催化组蛋白 H3 第 27 位赖氨酸上的三甲基化（H3K27me3），H3K27me3 是 DNMT 和 HDAC 的停泊位点，与许多发育、分化相关基因的表达沉默相关。EZH2 的抑制剂 3-DZNep 可以降低 H3K27 的甲基化水平，从而抑制肿瘤生长。

由于 HDACi 和 DNMT1 缺乏对特定基因的选择性，因而具有较明显的副作用，与表观遗传药物联合应用，或与化疗药物联合应用可能提高临床疗效。例如，低剂量 AZA 联合 HDACi 可以延长非小细胞肺癌患者的生存时间，并可增加肿瘤对紫杉醇等化疗药物的敏感性。EZH2 的抑制剂 DZNep/GSI126 可以增加 Brg1 和表皮生长因子受体（EGFR）突变的肺癌患者对拓扑异构酶 II 抑制剂的敏感性。未来需要进一步加强这方面的研究，以期取得更好的疗效。

三、表观遗传与肿瘤治疗效果与预后评价

在癌变过程中，表观遗传变化先于 DNA 序列变化，且表观遗传相对容易调控和逆转，表观遗传在癌症发生发展中的关键作用，将对癌症的临床诊断、治疗及预后评价产生深远影响。虽然许多分子改变的临床意义尚未明确，但分子标志物的特点使我们能够更好地了解癌症患者预后及患者对治疗的反应程度。例如：微卫星不稳定性和 CpG 岛甲基化表型可以用于预测细胞毒性药物治疗结直肠癌患者的疗效；KRAS 可以预测 EGFR 靶向治疗的疗效；NRAS 和 P13KCA 可用于预测靶向药物治疗的疗效。[①]

（一）甲基化异常与肿瘤预后和治疗效果评价

DNA 甲基化在基因编码的过程中扮演着重要角色，甲基化的异常可以导致细胞从正常状态变为疾病状态，这种特征性的基因表达改变使得细胞具有独特的"身份"，利用这

---

① 刑同京. 表观遗传与消化道肿瘤 [M]. 北京：科学技术文献出版社，2018：108-112.

种特性可以用来区分或鉴别不同类型的肿瘤细胞。例如，对乳腺癌细胞进行全基因组学分析可以对乳腺癌特异性甲基化特征进行描述，进而对乳腺癌细胞进行分类，以及是否与特定的临床结果相关联。相比蛋白质、RNA等，DNA甲基化具有无可比拟的稳定性，因而具有可观的分子标志物价值，未来可用于某些癌症的诊断、治疗和预后判断等。

（二）组蛋白修饰异常与肿瘤预后和治疗效果评价

与DNA甲基化异常相似，组蛋白修饰异常也可用于肿瘤预后和疗效的评价，其中尤其以组蛋白乙酰化异常应用范围最广。组蛋白脱乙酰酶8（HDAC8）异常会导致细胞迁移，并预示着乳腺癌患者的预后较差。组蛋白去甲基化酶JMJD5的过表达同样促进乳腺癌细胞的转移，预示着预后较差。组蛋白甲基化酶NSD1的活性与神经母细胞瘤、DARK和肺癌、EMPS和脑癌、CDKN2A和直肠癌的预后相关。

（三）miRNA与肿瘤预后和治疗效果评价

miRNA不仅能用于肿瘤的早期诊断，而且可用于肿瘤的预后和治疗效果的评价。如在肺癌患者的预后中，miR-183家族的高表达预示着预后较差，又如在乳腺癌的转移检测中，miR-10b与miR-373的高表达可用于淋巴结转移的检测，进而作为预后的标志物。研究表明，miR-150表达的升高在多种癌症中预示着患者的总生存时间和无进展生存时间的缩短。

miRNA与肿瘤患者对于治疗的反应性之间有着重要的联系，尤其是许多研究已证实miRNA可预测患者对于化疗的反应性。在胆管癌细胞株中，通过抑制miR-21和miR-200b的表达可以提高其对盐酸吉西他滨的敏感性，因而可以预见miR-21的高表达预示着接受盐酸吉西他滨治疗的胆管癌患者的总体生存时间更短，同时也代表患者可能需要通过更换其他化疗药物来延长生存时间。在结直肠癌中，KRAS基因突变的出现意味着miR-127-3p、miR-92a、miR-486-3p的上调和miR-378的下调，也就意味着其对EGFR拮抗剂治疗的耐药。miRNA对于肿瘤的预后和治疗效果的评价不只局限于以上肿瘤，近年来这种联系已经越来越多地被挖掘出来。

虽然miRNA的研究已经取得了许多成果，但将miRNA转化为临床上理想的标志物还有一些困难。首先，人体内有98%的基因是非编码基因，也就是垃圾基因（无用基因），因而将有用的miRNA分离出来比较困难；其次，miRNA尤其是外周的miRNA在肿瘤分子生物学中到底扮演怎样的角色仍待研究；最后，理想的检测方法仍待继续探索。

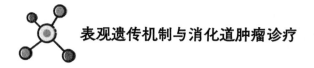

第三节 消化道肿瘤中表观遗传修饰与防治

消化道肿瘤严重威胁人类健康，尽管其诊断和治疗已经取得了很多进展，但发生率和死亡率仍高居不下，在消化道肿瘤的发生过程中普遍存在表观遗传修饰的异常，由于表观遗传机制不影响基因序列，肿瘤发生中的 DNA 甲基化等表观遗传学改变可以被逆转，因此通过调控表观遗传修饰可以达到防治消化道肿瘤的目的。

一、消化道肿瘤中表观遗传修饰异常

（一）DNA 甲基化的修饰

以 DNA 甲基化为代表的表观遗传修饰在肿瘤细胞中经常发生改变，所谓 DNA 甲基化是指在 DNA 甲基化酶的作用下，以 S- 腺苷基甲硫氨酸为甲基供体，将甲基基团转移到 CpG 二联核苷酸的胞嘧啶中 5 位碳原子上，DNMT1 主要起维持甲基化作用，DNMT3a 和 DNMT3b 则以从头甲基化为主。细胞分裂复制的 DNA 子链必须适当地甲基化修饰，否则其遗传性不稳定、易变异，其染色体脆性增加、易断裂。

在肿瘤发生过程中普遍存在甲基化失衡的情况，包括基因组广泛低甲基化和局部 CpG 岛的高甲基化，这些变化可在同一肿瘤中同时发生，但总体甲基化水平是降低的。基因组范围的 DNA 低甲基化水平可以激活原来沉默的基因，特别是 ras、C-Myc、fos 等癌基因的表达。

在癌细胞中，DNMT 基因表达的升高往往先于高甲基化变化，DNMT3b 基因的 RNA 和组蛋白在肿瘤组织中明显高表达，而 DNMT1 和 DNMT3a 在肿瘤组织中也适度过表达。DNMT 活性增加可使 DNA 发生异常甲基化，基因活性改变和染色体不稳定。动物实验发现降低 DNMT 活性可以显著抑制结肠癌的诱发率。此外，抑癌基因的高甲基化也被认为是 DNMT 活性增高的结果。关于肿瘤抑癌基因的失活与该基因的启动子区域（CpG 岛）的过度甲基化的直接关系已有大量报道，散发性大肠癌患者肿瘤相关基因启动子区存在不同程度的高甲基化状态，如 APC（39 %）、p14ARF（33 %）、p16INK4A（31 %）、hMLH1（29 %）等，这些基因多数与细胞周期调控（如 p16INK4A、p15INK4a、Rb、p14ARF）、DNA 修复（BRCA1、MGMT 和 hMLH1）、细胞凋亡（DAPK、TMS1）、抗药性、分化、血管生成与转移等相关联。通常使用 DNMT 抑制剂来治疗癌症，其疗效较好，可能是由于这些抑制剂恢复了抑癌基因的活性。但是这种导致 DNA 低甲基化的治疗方式，可能在防止一些癌症发生的同时，造成基因组的不稳定并增加其他组织罹患癌症的风险。[①]

（二）组蛋白的修饰

组蛋白的修饰比 DNA 甲基化更复杂，因为不同组蛋白（组蛋白 H3 和 H4）的不同氨基酸（H3 末端有 7 个赖氨酸和 2 个丝氨酸，H4 末端有 5 个赖氨酸和 1 个丝氨酸）可以发生不同类型的修饰，包括乙酰化、甲基化、磷酸化、泛素化、糖基化、ADP 核糖基化、羰基化等，它们都是组蛋白密码的基本元素。

在组蛋白的修饰中，研究最多的是乙酰化。乙酰化修饰大多在组蛋白 H3 赖氨酸的 9、14、18、23 和 H4 赖氨酸 5、8、12、16 等位点上。组蛋白乙酰化是可逆的动态过程，组蛋白乙酰转移酶将乙酰辅酶 A（乙酰 CoA）的乙酰基部分转移到核心组蛋白氨基末端上特定赖氨酸残基的 ε- 氨基基团。氨基上的正电荷被消除，这时 DNA 分子本身所带有的负电荷有利于 DNA 构象的展开，核小体的结构变得松弛。这种松弛的结构促进了转录因子和协同转录因子与 DNA 分子的接触，因此组蛋白乙酰化可以激活特定基因的转录过程，组蛋白脱乙酰酶则移去组蛋白赖氨酸残基上的乙酰基，恢复组蛋白的正电性，带正电荷的赖氨酸残基与 DNA 分子的电性相反，增加了 DNA 与组蛋白之间的吸引力，使启动子不易接近转录调控元件，从而抑制转录。

组蛋白乙酰化在消化道肿瘤发生中起重要作用，比较人胃癌组织和正常组织 HDAC1 表达水平，68 % 的胃癌组织中存在 HDAC1 mRNA 的过表达，相对于正常组织增加了 1.8 倍。HDAC1 的高表达主要定位于肿瘤细胞的胞核，而正常的腺上皮组织极少存在 HDAC1 的表达异常，因此 HDAC1 的高表达与癌变过程有密切关系。HDAC 抑制剂（丁酸钠或 TSA）处理肿瘤细胞，可以显著降低端粒酶活性，同时细胞增殖也相应减少。

在组蛋白的诸多修饰方式中，磷酸化主要影响信号传导通路中相关基因的转录。ERK-MAPK 途径及 p38 MARK 途径均能诱导 H3 磷酸化，刺激 ERK-MAPK 信号传导途径后，c-fos 基因的活化也与 H3 的磷酸化有关。间接免疫定位研究亦证实，ERK-MAPK 信号途径可诱导多个核位点磷酸化组蛋白 H3 阳性，其中部分位点的磷酸化 H3 可能参与了 ERK-MAPK 信号途径引起的基因快速转录活化。此外，H3 Ser10 磷酸化对有丝分裂的启动非常重要，这种修饰发生在 G_2 期初始阶段，促使染色质凝集。ERK-MAPK 途径与组蛋白磷酸化有密切联系，而结肠癌患者组织或细胞系中有 ERK-MAPK 的高表达和活化，因此组蛋白磷酸化也极有可能在结肠癌的发生发展过程中发挥重要作用。干预组蛋白磷酸化调控 ERK-MAPK 途径可能是探讨结肠癌发病机制和寻找治疗靶点的切入点之一。

组蛋白乙酰化和磷酸化都是可逆的，这两种修饰方式的建立和去除对基因转录的影响正好相反。而组蛋白甲基化对基因表达的调控较为复杂，现已发现24个组蛋白甲基化位点，

[①] 陆嵘，房静远．人消化道肿瘤的表观遗传学研究 [J]．自然科学进展，2007（05）：568-572．

其中 17 个位于赖氨酸、7 个位于精氨酸。赖氨酸可以是单甲基化、双甲基化和三甲基化，精氨酸也可以是单甲基化或者双甲基化。组蛋白 H3K9、H3K27、H4K20 位点的甲基化可以抑制基因表达，而 H3K4、H3K36、H3K79 位点的甲基化则具有激活效应，并且组蛋白甲基化和 DNA 甲基化可联合作用共同参与基因沉默，并通过 DNA 复制传递下去。过去人们认为组蛋白甲基化的作用是稳定而不可逆的，因为组蛋白在特异的组蛋白甲基化酶的作用下可以进行甲基化修饰，却一直未发现组蛋白去甲基化酶，直到施扬首次报道发现组蛋白去甲基化酶，使这一观点面临着巨大挑战，也使组蛋白甲基化过程更具动态性。组蛋白甲基化酶异常可能参与消化道肿瘤发生。例如，RIZ1（PRDM2）具有 H3K9 位甲基化酶活性，研究发现在结肠癌中，该基因发生突变而失去活性，而其失活又引起 G_2-M 期的细胞周期延长、凋亡抑制，因此推测 H3K9 位组蛋白甲基化酶可能具有肿瘤抑制功能，它的功能缺失参与了癌症的发生过程。另有发现缺乏甲基的饮食会导致组蛋白甲基化程度降低，这类人群发生肿瘤的概率较健康人群高，这也提示组蛋白甲基化可能与肿瘤发生有关。

二、表观遗传修饰与消化道肿瘤防治

由于表观遗传机制对肿瘤形成的基本原理不同，抗肿瘤治疗的策略也存在差异，遗传性的变化是固定的，基因突变是不可逆转的，而表观遗传学改变是可以逆转的。目前表观遗传所致的基因失活主要从两个方面进行治疗：抑制 DNA 甲基化和抑制组蛋白的脱乙酰基作用。

DNA 甲基化紊乱主要表现为基因组整体甲基化水平降低和局部 CpG 岛甲基化程度的异常升高，后者可导致某些抑癌基因的表达沉默，通过去甲基化处理则可以恢复这些基因的表达，从而达到防治肿瘤的目的。甲基化抑制剂包括竞争性底物（发夹式半甲基化寡核苷酸）、核苷类似物（5-aza、5-aza-dC）、小分子抑制剂（SAH）、反义寡核苷酸等，其中 5-aza 和 5-aza-dC 更能有效抑制 DNMT 活性。以 5-aza-dC 干预胃癌和结肠癌细胞，可以显著增强抑癌基因 p16INK4A 和 APC 的表达。自 20 世纪 90 年代以来，越来越多的 HDAC 抑制剂被发现和验证，HDAC 抑制剂抗肿瘤机制包括阻滞细胞周期和促进细胞分化、诱导细胞凋亡、抑制血管生成等。已有多种 HDAC 抑制剂进行了 I 期和 II 期临床试验，包括丁酸盐、SAHA、MS-275、CI-994 等。

干预表观遗传的药物，无论是去甲基化抑制剂还是 HDAC 抑制剂都是靶向异常的染色质区域，使抑癌基因重新激活表达，恢复细胞的正常功能，这些药物可以单独或与其他治疗手段联合应用，如化疗药物、免疫治疗、放射治疗等，联合应用 DNMT 抑制剂和 HDAC 抑制剂可以重新激活 MLH1、TIMP3、CDKN2B、CDKN2A、ARHI 等抑癌基因，促进肿瘤细胞凋亡。HDAC 抑制剂与 vitaminD 类似物 1，25- 二羟维生素 D 联合使用在体外可以促使肿瘤细胞的分化，在体内可以抑制肿瘤的生长。

相对而言，调控表观遗传修饰的药物在消化道肿瘤的预防中具有更为广阔的应用前景，在 DNA 甲基化过程中叶酸起着重要的作用，可以通过提供甲基基团而维持或从头甲基化，研究显示低叶酸摄入量可以引起 DNA 甲基化紊乱，进而促进肿瘤的发生发展。既往研究也发现，人胃癌总基因组 DNA 甲基水平降低，并且低甲基化的胃癌患者血浆叶酸水平也较低，这证实了叶酸维持的甲基化作用的减弱是人胃癌发生的机制之一。在化学致癌剂 ENNG 诱导的人胃癌研究中，通过补充叶酸可以显著降低人胃癌的发生率，且癌肿体积明显小于对照组。在一项为期 7 年的叶酸预防慢性萎缩性胃炎癌变的临床研究中，叶酸治疗组对肠化和异型增生的疗效显著。44 例叶酸治疗组中未发生任何胃肠肿瘤，而 54 例对照组则发生胃癌 3 例、大肠癌及食管癌各 1 例，这表明叶酸具有预防胃癌等消化道肿瘤的作用，其 10 年随访亦得到类似的结果。叶酸在改善病理组织学的同时，其降低的 DNA 甲基化得以恢复，说明叶酸抗萎缩可能与纠正 DNA 甲基化紊乱有关。

人们很早就发现高纤维饮食与结肠癌发病率降低有关，每天摄入 35 g 以上的纤维素可使结肠癌的发生率降低 40 %。在结肠厌氧菌作用下，食物纤维经发酵产生丁酸盐等短链脂肪酸（SCFA），丁酸盐进入细胞经部分氧化后，可引起细胞核中高度乙酰化组蛋白的积聚，进而上调 p21WAF1 转录，阻滞细胞周期于 G_0 / G_1 期，抑制细胞增殖，同时增加 Bak 和降低 Bc1-XL 基因表达，诱导细胞分化和凋亡，因此高表达的 p21WAF1 是丁酸盐诱导结肠癌细胞生长停止所必需的效应因子，也是高纤维饮食预防结肠癌发生的重要原因。

第五章 表观遗传与消化道肿瘤诊疗的实践研究

第一节 表观遗传与食管癌的诊疗策略

食管癌是常见的恶性肿瘤，食管鳞状细胞癌（ESCC）和食管腺癌（EAC）是食管癌最主要的病理类型。食管下段的鳞状上皮被柱状上皮覆盖，称巴雷特食管（BE）被普遍认为是获得性生化性改变，与反流性食管炎相关，并有发生食管腺癌的可能。目前，食管癌的病因还不明朗。食管癌的主要危险因素包括人乳头状瘤病毒（HPV）感染、亚硝胺摄入、烟酒嗜好、腌制品摄入过多、喜食烫食、食物粗糙、高盐饮食等。食管癌的家庭聚集性现象及在相同的暴露环境下只有极少数人患病的事实表明，个体对环境暴露因素的遗传易感性在食管癌发病过程中同样起着重要作用，多种环境因素和个体遗传因素的交互作用是食管癌发生发展的主要原因。

2020 年 5 月 10 日，《中国临床肿瘤学会（CSCO）食管癌诊疗指南 2020》举行了线上发布会。这版指南在食管癌的诊断原则、治疗原则及随访等方面均有诸多更新，在晚期食管癌二线治疗领域，近年来颇受关注的免疫治疗在这版指南中地位凸显，三大免疫治疗药物正式成为标准治疗。

食管癌是一个多步骤、多阶段、多基因改变与表基因改变的复杂过程，其分子生物学本质是细胞内遗传调控和表观遗传调控的紊乱。BE 向 EAC 的转换过程常常是研究 EAC 发生发展机制的重要手段。在食管癌的发生发展过程中，遗传物质的改变主要有两类：第一类是 DNA 碱基序列的改变，如缺失、易位、扩增等导致的 DNA 结构的改变；第二类是表观遗传学改变，这种改变影响基因转录活性的变化，但其不涉及 DNA 序列改变。一般而言，表观遗传修饰主要包括针对 DNA 本身的修饰和对组蛋白的修饰。

一、DNA 甲基化与食管癌的诊疗

DNA 甲基化是哺乳动物 DNA 最常见的复制后调节方式之一，它在基因表达与调控、细胞增殖与分化发育、基因印记等方面起着重要作用，与肿瘤发生发展关系密切。DNA 甲基化分为甲基化维持和从头甲基化。在 DNA 甲基化酶的作用下，以 S- 腺苷基甲硫氨酸为甲基供体，可以将甲基基团转移到基因组 DNA 胞嘧啶第 5 位碳原子（C5）上。在哺乳动物中，C5 的甲基化主要发生在 CpG 二联核苷酸上。DNMT1 主要起维持甲基化作用，DNMT3a 和 DNMT3b 则以从头甲基化为主。在哺乳动物中 CpG 以两种形式存在：一种分散于 DNA 序列中；另一种呈现高度聚集状态。在正常组织里，70 % ～ 90 % 散在的 CpG 是被甲基修饰的，而 CpG 岛则是非甲基化的。CpG 岛常位于转录调控区附近，与 60 % 的人类基因组编码基因相关。当基因启动子区的 CpG 岛发生甲基化时，基因转录被抑制，组蛋白表达下降，功能丧失。

DNA 甲基化水平紊乱即甲基化重排与多种肿瘤发生发展及预后有关。当肿瘤发生时全基因组呈现低甲基化状态，导致染色质特别是重复序列的染色质不稳定性增加；致癌基因多为不充分甲基化，导致重新开放或异常表达。癌细胞在整体低甲基化的水平下，一些跨越管家基因和抑癌基因启动子却过度甲基化，引起基因表达水平下降。此外，奢侈基因的启动子区出现从头甲基化等现象均是肿瘤发生发展中基因表达沉默的重要机制。肿瘤细胞的表观遗传学改变很可能早于肿瘤细胞的基因突变。[①]

DNA 甲基化紊乱与食管癌之间存在密切联系，一些肿瘤相关基因，如 RARB、CDKN2A（p16）、MGMT、RASSF1、MLH1、CDH1、APC、ESR1、VIM、TIMP-3、EYA4、SFRP、ADAMTS18、RASSF1 等在 ESCC 及（或）EAC 中常常因过度甲基化而沉默，而绿茶提取物可以明显抑制甲基化酶的活性，解除 RARB、p16、MLH1、MGMT 等的过度甲基化。p16、APC、RUNX3、HPP1 等基因过度甲基化的 BE 人群向 EAC 发展的风险高。TFAP2B、ARHGEF4、RAPGEFL1 三个基因在 ESCC 细胞中至少有一个会出现过度甲基化，而在正常细胞中均无甲基化。由抑癌因子 Wnt 抑制因子 1（WIF1）的启动子甲基化导致的基因失活可能与 ESCC 的发生有关。过表达 WIF1 抑制肿瘤细胞的生长。ESCC 中异常甲基化的基因还有 ALDH1L1、CAPN1、RAPGEFL1、TP53AIP1、KIAA1522、DUOXA2 等。ALDH1L1 参与叶酸代谢，CAPN1 参与细胞增生，DUOXA2 与细胞氧化还原反应有关。

---

① 白剑,杜振宗,宋剑非.DNA 甲基化与食管癌的研究进展 [J].重庆医学,2016,45（24）：3436-3438.

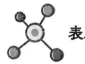

二、非编码 RNA 与食管癌的诊疗

真核生物的转录组和基因组并不简单，目前基因组的非编码区被广泛认知，其中包括 rRNA、tRNA、snRNA、snoRNA、microRNA 等多种已知功能的 RNA，还包括未知功能的 RNA。这些 RNA 的共同特点是都能从基因组转录而来，但是不翻译成蛋白质，在 RNA 水平上就能行使各自的生物学功能。非编码 RNA 调控是表观遗传修饰中的一种新颖的基因表达调控机制。其中一类被广泛研究的非编码 RNA 是 microRNA；另一类非编码转录物被命名为长链非编码 RNA（lncRNA），它们通常长度超过 200 个核苷酸，没有长阅读框架，但往往具有 mRNA 结构特征。

（一）miRNA 与食管癌的诊疗

miRNAs 是一类内生的非蛋白编码的小 RNA，长度为 21 ～ 23 个核苷酸序列，曾被认为是无意义的微 RNA 片段。当 miRNAs 和编码蛋白质的 mRNA 通过不完全的碱基配对的方式与 mRNA 的 3' 非翻译区（UTRs）结合时，在一个类似于或者等同于 RNA 干扰途径中，在转录后水平上抑制基因翻译。miRNAs 分子有其自身的编码基因，有些位于基因组的非编码区，有些位于蛋白质编码基因的内含子内。目前，已被发现并命名的 miRNAs 超过 9500 个，其在细胞增殖分化和细胞周期的调控等方面发挥着重要的作用。每个 miRNA 可能调控近 200 个靶基因的表达。许多癌基因和抑癌基因同样也受到 miRNAs 分子的调控，miRNAs 可能充当抑癌基因或是癌基因角色，参与肿瘤的发生发展。miRNA 能够调节食管癌的增殖、凋亡、侵袭、迁移等多种生物学特性。采用 miRNA 的前体序列、类似物、激活剂或抑制剂、拮抗剂转染食管癌细胞可增强或降低细胞 miRNA 的表达。部分 miRNAs 高表达后抑制细胞凋亡，促进细胞增殖，增强细胞的侵袭和转移能力；部分 miRNAs 则促进凋亡，抑制增殖，控制细胞的侵袭和转移，不同的 miRNA 分别执行癌基因或抑癌基因的功能。

食管癌中高表达的 miRNA 有 miR-15a、miR-21、miR-25、miR-27a、miR-28-3p、miR-31、miR-93、miR-99b、miR-101、miR-106b、miR-125b、miR-126、miR-130a、miR-143、miR-151、miR-181a、miR-192、miR-194、miR-195、miR-196、miR-197、miR-200a、miR-210、miR-215、miR-223、miR-452、miR-513。食管癌中低表达的 miRNA 有 miR23b、miR-27b、miR-30b、miR-31、miR-99a、miR-100、miR-125b、miR-126、miR-133b、miR-143、miR-144、miR-145、miR-150、miR-181b、miR-193b、miR-202、miR-203、miR-205、miR-210、miR-223、miR-375、miR-454、miR-486、miR-494、miR-513、miR-574-3p、miR-617、miR-636b。EAC 患者癌组织中 miR-21、miR-223 和 miR-192 高表达，miR-203 低表达；同时，ESCC 患者中 miR-21 高表达，miR-75 低表达。miR-99a、miR-133a、miR-133b、miR-194、miR-223、miR-193-3p、miR-337-5p、miR-483-5p 在食管

癌的临床诊断中可能具有价值，而 miR-21、miR-25、miR-27b、miR-100、miR-126、miR-143、miR-145 在食管癌的临床诊断及预后判断方面可能具有价值。miR-21 可以增强肿瘤细胞生长及转移。miR-145 是一个抑癌基因 miRNA，但高表达的病人生存期比较短。体外过表达 miR-145，肿瘤细胞的生长与侵袭可能会被抑制（ESCC 细胞）或加强（EAC 细胞）。miR-375 也是一个抑癌基因。miR-21 的目标基因是 PTEN 与 PDCD4，两者都是抑癌基因。miR-192、miR-194、miR-196a、miR-196b 高表达的 BE 人群向 EAC 发展的风险高。部分 miRNA 是通过甲基化调节的。miR-34a、miR-34b/c、miR-129-2 的甲基化在 ESCC 中常见。miRNAs 还可以调控 Kras、TYMS、ABCC 等基因的表达，从而影响肿瘤细胞的耐药性。

（二）lncRNA 与食管癌的诊疗

lncRNA 参与了 X 染色体沉默、基因组印记及染色质修饰、转录激活、转录干扰、核内运输等多种重要的调控过程。哺乳动物基因组序列中 4 % ～ 9 % 的序列产生的转录物是 lncRNA。根据编码 lncRNA 的基因在基因组中的位置可将 lncRNA 分为三类：基因间 lncRNA（lincRNA）、天然反义 lncRNA 及内含子 lncRNA。lncRNA 分子内部具有特定而复杂的二级空间结构，能提供与蛋白质结合的多个位点，或与 DNA、RNA 之间通过碱基互补配对原则发生特异性相互作用，形成有 lncRNA 参与的复杂、精确而微妙的基因表达调控网络。lncRNA 具有组织细胞特异性、发育阶段特异性、时空特异性及疾病特异性，广泛参与细胞分化、代谢和增殖等，并与多种肿瘤关系密切。lncRNA 主要通过四种方式发挥生物学功能：①支架功能，lncRNA 可作为蛋白质复合物的骨架把两个表观修饰的酶联合在一起；②向导功能，引导型 lncRNA 通过与 DNA 或蛋白质结合，可将特定复合体引导到正确染色体位置上；③诱饵功能，lncRNA 可作为"分子诱饵"诱导特定蛋白质并与之结合，使其序列下游的反应受到阻遏；④信号功能，当细胞受到特定刺激后，能表现出相应的组织特异性，具有作为疾病生物学标志物潜力。

促进食管癌发生发展的 lncRNA 有 HOTAIR、MALAT1、POU3F3、POU6F2-AS2、AFAP1-AS1、HNF1A-AS1、TP73-AS1、SPRY4-IT1、ESCCAL1 等。ESCC 中 HOTAIR 表达增高。HOTAIR 高表达影响染色质结构，增强细胞转移。高表达预示差的临床预后。MALAT1 通过 miR-101 和 miR-217 实现对 ESCC 细胞的转录后调控。沉默 MALAT1 后，可上调 p21 和 p27 的表达和下调 B-MYB 的表达，阻止细胞周期中 G/M 期，抑制 ESCC 细胞增殖。此外，在过表达 miR-101 和 miR-217 或干扰 MALAT1 的表达后，ESCC 细胞的迁移和侵袭受到抑制，这可能是由于受到了 MALAT1 的下游基因的反向调控。敲除 MALAT1 可以缩小肿瘤，延长患者的生存时间。血液 KXJ3F3 可以作为 ESCC 的辅助诊断。lncRNA POU6F2-AS2 特异性表达并在 ESCC 中参与 DNA 损伤应答。EAC 中 AFAP1-AS1 甲基化减少，过表达 AFAP1-AS1 可以抑制 EAC 肿瘤细胞的生物学活性。AFAP1-

AS1与放化疗耐受和预后差相关。EAC中HNF1A-AS1表达增高，与细胞增生与迁移有关。研究发现四个lncRNAs（ENST00000480669、NONHSAT104436、NONHSAT126998和NONHSAT112918）可能参与ESCC的发生发展，并可能与促进肿瘤转移相关。lncRNA-LET则可能作为肿瘤抑制因子调节肿瘤的侵袭和转移。

三、组蛋白修饰及染色质重塑与食管癌的诊疗

不同的染色质结构常常影响基因的表达，细胞对外在刺激做出的每一步反应都会涉及染色质结构的改变，这一改变是通过修饰组蛋白实现的。组蛋白密码扩展了DNA序列自身包含的遗传信息，构成了重要的表观遗传学标志。组蛋白的不同化学修饰之间相互作用。一方面，表现为同种组蛋白不同残基的一种修饰能加速或抑制另一修饰的发生，并且在影响组蛋白残基的同时，也受到其他组蛋白残基修饰的调节；另一方面，组蛋白上相同氨基酸残基不同修饰之间也会发生协同或者拮抗。同一组蛋白的不同修饰类型之间发生相互影响称为顺式作用，不同组蛋白的修饰之间发生的相互影响称为反式作用。目前，组蛋白修饰研究最多的就是乙酰化和甲基化。一般情况下，组蛋白乙酰化能够选择性地使某些染色质特定区域的结构变得松散，开发基因转录，增强基因表达；而组蛋白甲基化则可能增强或抑制基因表达。

在食管癌中常发生基因突变的组蛋白修饰基因有KMT2C、KMT2D、KDM6A、CREBBP、EP300。食管癌乙酰化组蛋白H4呈现低表达状态。H4乙酰化程度高的病人预后良好，H4乙酰化与病理分级和肿瘤转移能力成反比。H3K27triMe表达与ESCC病理分级和肿瘤转移能力相关，H3K27triMe低表达者预后良好。H4K79me2在ESCC病人中提示预后不良。GASC1基因编码一种组蛋白去甲基化酶，三种GASC1相关基因（PPARG、MDM2、Nanog）的高表达提示ESCC病人预后不良。甲基化抑制剂阿扎胞苷和地西他滨及组蛋白脱乙酰酶抑制剂MS-275联合使用可以选择性抑制ESCC、EAC食管癌细胞的生长、迁移，增加细胞凋亡，而对非肿瘤细胞没有明显影响。总而言之，组蛋白修饰在食管癌方面的研究还非常有限，远不及甲基化、RNA的相关研究与应用。

第二节　表观遗传与胃癌的临床应用

胃癌是消化道常见的恶性肿瘤之一，胃癌的发生是多基因异常共同作用的结果，其中

包括癌基因活化和抑癌基因失活，而且基因的表达不仅取决于 DNA 碱基排列顺序的改变，还受 DNA 序列以外的机制调控。换言之，胃癌是由一系列遗传学和表观遗传学的改变引起的。其中，表观遗传学在胃癌的发病机制上越来越受到人们的重视。

一、DNA 甲基化与胃癌的临床应用

DNA 甲基化是研究最多、最深的一种表观遗传学表达机制。DNA 甲基化异常可分为甲基化增强、甲基化减弱和甲基化酶水平增高三种情况，其中抑癌基因甲基化增强在肿瘤中最常见，它可以阻止转录因子与基因形成转录复合物，从而导致其表达沉默，使肿瘤抑制活性丧失，被认为是抑癌基因失活的重要途径。在肿瘤中同时存在两个互相矛盾的表观遗传现象，即全基因组低甲基化和局部高甲基化。全基因组低甲基化可以导致 ras、C-Myc 等癌基因激活，而 DNA 启动子区 CpG 岛的高甲基化可以导致 p16、APC 等抑癌基因失活，两者协同作用，从而促使肿瘤的发生。

多种基因的异常甲基化在胃癌发生发展中起着重要作用。DNA 高甲基化可导致基因转录沉寂，使重要基因如抑癌基因、DNA 修复基因等丧失功能，以至于正常细胞的生长分化调控失常及 DNA 损伤不能被及时修复，从而引起胃癌的发生。而 DNA 低甲基化主要通过影响胃癌的癌基因和浸润、转移相关基因的表达，在胃癌的发生发展中发挥重要作用。

（一）DNA 异常甲基化与胃癌诊断

与 DNA 变异相比，基因甲基化改变常是细胞癌变过程中的早期事件，因此可能在肿瘤早期诊断中具有更大的价值。现在，胃癌的确诊主要依靠胃镜活检，该项检查痛苦较大而且具有一定风险，故很多患者可能由于拒绝胃镜检查而延误了早期诊断时机，并严重影响胃癌预后。而相对于胃癌组织而言，外周血是更易获得的生物标本，且由于肿瘤细胞可以将 DNA 释放至各种体液中，故在外周血血浆、血清中同样可以检测到抑癌基因的甲基化状态。因此，对胃癌患者血清 DNA 甲基化状态的检测可能在胃癌的筛查、早期诊断、检测复发或转移等方面具有重要的临床应用价值。某些特定基因在胃癌中可能同时存在甲基化，构成一个具有肿瘤特异性的基因"甲基化谱"，联合检测"甲基化谱"中多基因的甲基化状态可能有效提高甲基化检测应用于肿瘤诊断、分型等的敏感性和特异性，具有重要的临床应用价值。[①]

（二）异常 DNA 甲基化与胃癌治疗

与突变或缺失等基因结构性变异不同，DNA 甲基化是一种表观遗传修饰，不改变

---

① 刑同京 . 表观遗传与消化道肿瘤 [M] . 北京：科学技术文献出版社，2018：133-162 .

DNA 一级结构，因此它是可逆性的。通过逆转启动子甲基化，可使沉默的基因重新表达，有希望成为一条治疗途径。已有许多药物被证明具有改变 DNA 甲基化的模式或功能，并且部分药物正在进行临床试验。

随着对抑癌基因甲基化与胃癌发病关系的研究的发展，去甲基化干预使抑癌基因甲基化得到逆转，并且成为探讨热点。DNA 去甲基化存在主动和被动两种方式。目前，主动去甲基化途径多在植物中进行研究，被动去甲基化途径的研究主要集中于哺乳动物，即通过被动去甲基化的方式使 DNA 去甲基化。目前，去甲基化抗肿瘤的药物多为 DNMT1 抑制剂，其分子结构类似胞嘧啶，由胞嘧啶在嘧啶环 5 位碳原子以氮原子取代而得，此类药物有阿扎胞苷和地西他滨等。其中以地西他滨为代表，目前已被批准为治疗骨髓增生异常综合征的去甲基化药物，同时也在胃癌、肺癌、乳腺癌等各肿瘤细胞系及其对应的动物模型中进行了相关研究。

随着对去甲基化药物研究的深入，已有新的二联核苷酸类似物 S110 和 RG108 应用于胃癌临床前的试验。应用 S110 处理人胃癌异体移植瘤的动物模型，腹腔或皮下注射均显示出良好的肿瘤抑制作用，并能诱导抑癌基因 p16 重新表达，甚至显示出比地西他滨更好的安全性，且针对 DNMT1 特异性反义寡核苷酸的药物 MG98 也已进入临床试验阶段。

二、非编码 RNA 与胃癌的临床应用

在过去，人们普遍认为编码蛋白质表达的癌基因或抑癌基因的异常表达是胃癌发生的关键环节。然而，随着数千种非编码 RNA 的相继发现，以及部分非编码 RNA 在表达调控中所扮演的重要角色相继被揭开，人们开始意识到胃癌发生的机制远比当初想象得复杂。胃癌中存在许多 miRNA 的表达异常，miRNA 具有癌基因和抑癌基因的作用，在胃癌的发病、进展及预后中起着重要作用。

（一）微 RNA 与胃癌治疗

近年来发现 miRNA 在肿瘤中的表达具有组织特异性，且在血液中有异常高的稳定性，循环 miRNA 在血清和血浆中通常与蛋白质结合在一起，并且这些循环的 miRNA 水平可以通过现有方法被检测和量化。因此，miRNA 可能是一个理想的基于血液的肿瘤检测生物标志物。鉴于此，miRNA 能在血清中稳定表达且已被证明各类肿瘤包括胃癌中血清 miRNA 与正常对照组存在明显差异，故 miRNA 在胃癌的诊断方面目前逐渐得到重视。如果 miRNA 在转化医学中取得突破，在临床诊断中将其与传统的肿瘤标志物相结合，将有可能提高胃癌早期血清诊断的特异性和灵敏度，提高胃癌患者的生存期及生存质量。由于单个 miRNA 生物标志物往往在特异性及灵敏度方面受限，而检测多种 miRNA 的表达

谱将具有较高的特异性，可用于胃癌的诊断。

miRNA 的失调与肿瘤发病和进展的相关性显示了其作为靶向物在肿瘤干预治疗中的巨大潜能，其表达水平的改变将直接影响肿瘤的生长。因此，miRNA 可能成为肿瘤治疗的靶标应用于胃癌的靶向治疗。目前，基于 miRNA 的基本治疗方法有两种：一种针对上调的 miRNA，使用反义技术对抗靶向 miRNA 的表达，从而抑制肿瘤细胞的增殖或诱导其凋亡；另一种针对下调的 miRNA，通过病毒或者脂质体运输体系的 miRNA 模拟可以通过转染 pre-miRNA、miRNA 或表观遗传修饰（DNA 甲基化或组蛋白修饰）等方式恢复或强化特定 miRNA 的功能，从而抑制某些编码蛋白质基因的表达，延缓或抑制肿瘤生长。

胃癌组织中 PRL-3 高表达与淋巴结转移相关，运用人工合成的 miRNA-PCMV-PRL-3miRNA 能够有效地从 mRNA 水平和蛋白质水平抑制胃癌细胞 SGC7901 中 PRL-3 的表达，从而抑制 SGC7901 细胞的生长，减少细胞浸润和迁移。而在裸鼠中，miRNA-PCMV-PRL-3miRNA 能显著抑制胃癌细胞转移从而改善预后。针对 miRNA 的靶向治疗不仅具有独立的抑制肿瘤生长的作用，而且改变某些 miRNA 的表达可以影响肿瘤对于放射治疗及化学治疗的敏感性。所以，miRNA 的靶向治疗可以结合目前临床上广泛应用的放化疗应用于胃癌的治疗当中，提高现有治疗的疗效。针对 miRNA 的靶向治疗在临床上的应用尚有待于更深入的研究，但是基于 miRNA 的生物学特点，其将会成为肿瘤包括胃癌靶向治疗的一个亮点。

（二）长链非编码 RNA 与胃癌的临床应用

lncRNA 在胃癌的发生发展过程中发挥着促癌或抑癌的作用，参与了细胞凋亡调控、胃癌侵袭与转移等过程。lncRNA 有希望成为新型肿瘤标志物和肿瘤治疗的靶点，深入研究 lncRNA 与胃癌的发病关系能为胃癌的预防和治疗提供新的策略。lncRNA 通过调节相关基因表达影响细胞凋亡、信号通路等过程在胃癌的发生、侵袭、转移中的重要作用，其有望成为胃癌诊断、预后判定的分子标志物。此外，以 lncRNA 为靶点开发抗肿瘤药也将成为新趋势。

与 miRNA 类似，具有癌基因功能的 lncRNA 作为治疗靶点的常用方法往往有两种：一种方法是构建一个能表达该 lncRNA 的质粒，通过表达该 lncRNA，从而调控靶基因发挥作用；另一种方法是通过 siRNA 来抑制 lncRNA 的表达，从而达到抑制肿瘤的作用。MRUL（multidrug resistant-related and upregulated lncRNA）在两株 MDR 胃癌细胞株中高表达，采用 siRNA 抑制 MRUL 表达后，可以提高这些胃癌细胞对于阿霉素和长春花新碱的敏感性。此外，调控具有抑癌基因功能的 lncRNA 的表达可以作为另外一种治疗手段，以 miRNA-lncRNA 轴为靶点在胃癌中可以作为一种有效手段，以 HOTAIR-miR-331-3p-HER2 轴为靶点的治疗，在 HER-2 阳性的胃癌中是一种具有前景的治疗手段。目前，利用

lncRNA 作为治疗靶点在胃癌中的研究时间不长，随着对 lncRNA 功能的作用机制认识的进一步深入，lncRNA 作为治疗干预的靶点应该是一种很好的选择，lncRNA 应用于临床，将造福肿瘤患者。

三、组蛋白修饰及染色质重塑与胃癌的临床应用

组蛋白是存在于真核生物体细胞染色质中的一组进化上非常保守的碱性蛋白质，含精氨酸和赖氨酸等碱性氨基酸较多。组蛋白是构成染色质的核心，其尾部可以发生共价修饰来调控基因的表达，有类似遗传密码的作用。

（一）组蛋白甲基化与胃癌治疗

组蛋白甲基化的位点多位于组蛋白 H3 和 H4 的精氨酸及赖氨酸残基上，在组蛋白甲基化酶和组蛋白去甲基化酶的作用下，形成不同程度的甲基化，从而使得染色质的转录激活或者失活。在组蛋白甲基化共价修饰过程中研究较多的是赖氨酸甲基化。赖氨酸甲基化修饰的位点有很多个，而且可以单甲基化、双甲基化和三甲基化。组蛋白 H3K4 位点的甲基化可以导致基因活化，而 H3K9 位点的甲基化是基因沉默的标志。组蛋白 H3K27 甲基化在肿瘤发生过程中也发挥着重要作用。

H3K27、H3K9 的甲基化作用目前较为明确，那就是抑制靶基因的表达。在胃癌中，组蛋白的去甲基化酶往往表达上调，从而有利于胃癌细胞的生长。抑制组蛋白去甲基化酶的活性，可以抑制肿瘤细胞的生长。JMJD2B 是一个组蛋白去甲基化酶，在缺氧条件下可以上调，从而导致细胞增殖。在胃癌细胞株 AGS 中，JMJD2B 的表达受到缺氧和放射的影响，在缺氧条件下，JMJD2B 可以结合到周期蛋白 A1 的启动子区，导致周期蛋白 A1 表达上调，由此可见 JMJD2B 在胃癌的生长中发挥重要作用，可以作为一个新的治疗靶点来突破缺氧状态下放疗的抵抗，从而提高放疗的疗效。

（二）组蛋白乙酰化与胃癌治疗

组蛋白乙酰化导致的染色质重塑在生理学上由两种酶调控：组蛋白乙酰转移酶和组蛋白脱乙酰酶。HAT 和 HDAC 能改变染色质组蛋白乙酰化状态，使染色质的构型发生变化，进而激活或抑制基因表达。在哺乳动物细胞中，乙酰化和去乙酰化的平衡在基因转录和不同细胞蛋白质功能中起着关键作用。组蛋白过度去乙酰化引起抑癌基因表达抑制或癌基因激活和过表达，导致肿瘤发生。目前，关于组蛋白修饰与胃癌关系的研究主要集中在组蛋白 H3 和 H4 的乙酰化修饰方面。组蛋白去乙酰化可以导致胃癌的形成。HDAC1 是人类发现的第一个哺乳动物的组蛋白脱乙酰酶，是目前为止发现的与肿瘤关系最密切的组蛋白脱乙酰酶。

在影响基因表达的表观遗传学改变导致染色质重塑的过程中，各种机制并非孤立地起

作用，而是共同起作用，其中组蛋白乙酰化往往可以结合 DNA 甲基化一起发挥作用。在胃癌研究中，DNA 的异常甲基化和5'CpG 的低甲基化在 DAPK 的异常表达中起着重要作用。而采用甲基化酶和 HDAC1 可以协同作用使得 DAPK 重新表达，从而可能在胃癌的治疗中成为一种新的措施。H3K9、H3K4 的二甲基化及 H3K9 的乙酰化与 DNA 甲基化一起具有调控 MGMT 表达的作用，组蛋白的修饰可以和 DNA 甲基化一起协同调控 MGMT 的表达。

（三）组蛋白修饰在胃癌中的应用

组蛋白脱乙酰酶抑制剂（HDACis）对于很多肿瘤细胞具有诱导细胞凋亡及分化的作用，而对正常细胞的细胞毒作用很低，这一选择性杀伤作用使 HDACis 成为目前抗肿瘤分子靶向药物的研究热点。到目前为止，已有多种组蛋白脱乙酰酶抑制剂被大量研究，其中的一部分已经进入了临床研究阶段。

HDACi 可以具有抑制胃癌细胞生长的作用，HDACi 联合现有的化疗协同抗癌是研究热点。HDACi 可以与目前的基因治疗协同作用，发挥抗癌功能。SB 或 TSA 可以使 p53 基因的赖氨酸 320、373 和 382 残基乙酰化，从而通过激活凋亡基因 NOXA 和 P1G3 诱导凋亡，并由于 HDAC1 可以在肿瘤细胞中强烈地诱导 CAR 的表达。

DNA 甲基化和组蛋白修饰代表了表观遗传学的两个最重要途径，DNMT1 和 HDACi 的联合使用产生协同效应。5-Aza-CdR 能够逆转胃癌细胞系中 RASSF1A 基因的甲基化水平，并且 HDACi 与 5-Aza-CdR 联用能协同逆转 RASSF1A 基因的甲基化状态和 mRNA 表达水平，较单一应用 5-Aza-CdR 的作用显著增强。

总而言之，多种相关基因的表观遗传修饰是胃癌形成的重要机制之一，并且可能是胃癌的早期事件。DNA 甲基化异常、miRNA 的异常表达等可从外周血清中检测到，因而可以通过检测表观遗传学状态实现胃癌的早期诊断，从而成为胃癌的一种非常有前途的生物标志物。此外，根据抑癌基因的甲基化和乙酰化进行的表观遗传修饰的治疗及针对 miRNA 进行的靶向治疗已成为目前肿瘤治疗的一个新方向。表观遗传学为研究人员在胃癌的发生机制研究中提供了全新的观点，可以相信的是随着研究的深入及研究手段的进步，它在胃癌中的作用机制会有更深入的发展，从而为胃癌的诊治开辟一个新的领域。

第三节　表观遗传与肝癌的诊疗技术

原发性肝癌以肝细胞癌（HCC）最为多见，肝癌的主要危险因素包括慢性肝炎病毒感染（HBV 和 HCV）、食物中黄曲霉的摄入、长期酗酒和肝硬化等。既往研究普遍认为，遗传学改变是肝癌发生的核心环节，包括基因突变、缺失、易位、扩增和重排等。近年来，随着对肝癌认识的深入，人们发现表观遗传学改变对其发生发展亦起着重要作用，包括 DNA 甲基化、染色质重组、组蛋白修饰及核小体的重塑。

一、DNA 甲基化与肝癌的诊疗

部分基因组低甲基化和抑癌基因高甲基化在肝炎、肝硬化、肝癌的发病机制中起着重要作用。随着医学技术的发展，肿瘤特异性的 DNA 甲基化分子标志物除了能够在肿瘤组织中检出，还可以在外周血循环和体液中检出。所以，DNA 的异常甲基化对肝癌的早期诊断和预后判断的潜在作用越来越受到关注。

（一）DNA 甲基化与肝癌诊断

由于 DNA 甲基化没有涉及 DNA 序列的改变，往往要早于肿瘤发生的遗传学机制，所以在肿瘤的早期诊断方面有一定的优越性。肿瘤组织坏死脱落后，分解的 DNA 进入循环血（血浆 / 血清）或其他体液，如胸腔积液、唾液、痰液等中。因此，在体液中检测肿瘤相关基因甲基化状态可能成为肿瘤诊断、预后和疗效评价的方法之一。此外，肿瘤的甲基化状态有其特异性，不仅表现在不同的肿瘤间，即便在同一肿瘤的不同类型中甲基化模式也不相同。异常的 DNA 甲基化是肿瘤发生的早期事件，如胃癌、前列腺癌等。肝癌也不例外，甲基化检测可能成为肝癌早期诊断的重要方式。

（二）DNA 甲基化与肝癌治疗

甲基化在肿瘤的发生发展中起着重要作用。而 DNA 甲基化是由甲基化酶来介导的。因此，针对 DNA 甲基化酶活性和 DNA 甲基化模式改变探索肿瘤防治策略已成为一种新的思路。主要的 DNA 甲基化抑制剂都是抗代谢类药物，包括：①以 DNA 甲基化酶作用底物为靶点的药物，如胞苷类似物 5-Aza-CdR；②以 DNA 甲基化酶辅助因子 SAM 为靶点的药物，如 SAM 类似物西奈芬净；③其他，如甲氨蝶呤、盐酸肼屈嗪等。以 5-Aza-CdR 为代表的竞争性核苷酸类甲基化酶抑制剂已广泛应用于逆转肿瘤细胞中的异常甲基化，使失活的基因重新表达。5-Aza-CdR 去甲基化机制最为经典的理论是 5-Aza-CdR 插入 CpG 中，5-Aza-CdR 环与 DNMT1 发生共价结合。DNA 复制后不含 5-Aza-CdR 的低甲基化 CpG 会发生甲基化，而插入含 5-Aza-CdR 的 CpG 导致 DNMT1 失去活性，最终导致 5-Aza-CdR 下游的 CpG 不能发生甲基化，致使 DNA 整体甲基化水平降低。临床上已有应用 5-Aza-CdR 治疗白血病和骨髓增生异常综合征的报道，但其明显的骨髓抑制和可能导致基因突变的毒效应限制了临床应用。

扎布拉林是近年来新发现的具有 DNA 甲基化酶抑制剂活性的一类药物，扎布拉林能激活多个甲基化沉默的抑癌基因的表达，包括 RASSF1A、CIS 和细胞因子信号传送阻抑物（SOCS）等，从而抑制肝癌细胞的生长。该药可口服，毒效应小，具有广阔的临床应用前景。抗高血压药物肼屈嗪具有一定的去甲基化作用，且口服有效，肼屈嗪对宫颈癌细胞具有明显的抑制作用。虽然目前这类去甲基化药物的临床作用有限，但以它们为参照设计了一些非核苷类抑制剂（如 RG108），它是一个小分子的人类 DNMT 抑制剂，可直接并特异性地作用于 DNMT，可能对肿瘤有更好的治疗效果。尽管目前已证实一些 DNA 甲基化酶抑制剂药物在肝癌细胞系中能恢复某些因甲基化而沉默的肿瘤相关基因的表达，并能抑制肿瘤的生长，但是给药途径和药物使用时间等问题还没有解决，并且现在所使用的药物在疗效和不良反应方面还不令人满意，有的甲基化抑制剂甚至会促进肿瘤转移及诱发自身免疫病，如系统性红斑狼疮等。因此，在临床上需要筛选特异性更强、敏感性更高的甲基化基因，寻找更便捷的 DNA 检测方法及研制不良反应更低的去甲基化药物，以达到优化肝癌的早期诊断、丰富肝癌的治疗方式、改善肝癌的预后的目的。

（三）DNA 甲基化与肝癌预后

DNA 甲基化对于肝癌患者的预后起着重要的提示作用。CpG 岛甲基化表型（CIMP）是指多基因启动子区的 CpG 岛出现甲基化，其已经被证明与一些肿瘤的发生发展密切相关。CIMP 可能成为肝癌患者预后不良的标志物。TIP30 是一个可能的肿瘤抑制因子。TIP30 启动子区甲基化程度可能与患者预后不良有关。CD147 是一个跨膜糖蛋白，在肝癌中呈过表达状态，CD147 启动子低甲基化状态与患者的预后不良明显相关。

在未来的肝癌相关研究中，进一步加深对甲基化的认识，阐明 DNA 甲基化及组蛋白乙酰化机制、甲基化和磷酸化与肝癌发生发展的关系，发现和鉴定与肝癌相关的染色质重塑复合物，不仅有助于更好地解释肝癌发病过程中的分子机制，且有助于指导开发特异性针对甲基化的诊疗技术并应用于临床肝癌患者，实现肝癌靶向治疗。

二、非编码 RNA 与肝癌的诊疗

microRNA 参与了细胞增殖、分化、凋亡等多种细胞生理病理过程，与肝癌发生的关系也比较密切。

（一）microRNA 与原发性肝癌诊断

由于肝病有隐匿与无症状发展的特点，尽管许多"看似健康"者存在可治愈或可控制的肝癌，但由于未能得到及时、恰当的检查与治疗，发展成为肝癌晚期，从而失去了根治的机会。目前，已发现多种 microRNA 可作为肝癌的标志物，miR-200c、miR-141 和 miR-

126 在鉴别原发性肝癌与转移性肝癌中有很高的准确性。肝脏转移性肿瘤大多来自胃肠道，miR-205 与 miR-194 的比值可以很好地鉴别肿瘤是否来自胃肠道。miR-500 是一种胚胎高表达的 microRNA，在肝癌患者肝组织及血清中表达明显升高，肝癌切除术后 miR-500 表达显著下降，部分患者甚至恢复至正常水平，miR-500 可能成为肝癌诊断指标之一。

micmRNA 表达谱的检测将成为有助于原发性肝癌的早期诊断的生物学标志。通过对不同肝病的 micmRNA 表达谱分析，发现 miR-30C-1、miR-148a、miR-34a、miR-181 家族等，在 HCC、肝硬化、慢性肝炎等组织间差异显著。在 AFP、AFP-L3、DCP、miR-196、miR-16 和 miR-199a 等指标中，miR-16 对肝癌的敏感度最高，对小于 3 cm 的肝癌诊断灵敏度达 92.4 %，特异性达 78.5 %，具有应用前景。近年来，循环 miRNAs 对肝癌的早期诊断和筛查获得越来越多的关注，miRNA-21 和 miRNA-122 在肝癌的诊断中表现出较高的潜能。高水平的循环 miRNA-21 与肝癌的进展和较差的预后相关。

（二）microRNA 与原发性肝癌治疗

microRNA 应用于肿瘤的治疗主要有两个方面的研究。一是促进或补充在肿瘤组织异常低表达的抑癌性 microRNA，或抑制该肿瘤 microRNA 的癌性靶基因。例如，miR-26α 在正常肝脏组织中高表达，在肝癌组织中呈现低表达，这种 microRNA 通过外源性 microRNA 的表达而"代替"其功能。二是抑制肿瘤中异常高表达的癌性 microRNA。通过应用寡聚核苷酸技术沉默肿瘤组织中高表达的 microRNA，进而抑制肿瘤细胞生长和或转移。利用寡聚核苷酸技术敲除 HepG2 细胞中的 miR-21 和 miR-17-92，可明显抑制癌细胞。寡聚核苷酸是胆固醇共轭单链 RNA 分子，与成熟的靶 microRNA 互补，静脉注射阻断 miR-16、miR-122、miR-192、miR-194，可引起肿瘤组织中对应的 microRNA 水平明显降低。miR-122 作为一种抑癌基因，其抗肿瘤特性已成功地应用到预防肝癌进展的临床前模型中。寡聚核苷酸对内源性 microRNA 的沉默具有特异性、高效性和持久性。寡聚核苷酸是沉默抑制特异性 microRNA 的强有力的工具，它代表了一种沉默恶性肿瘤 miRNA 的新的治疗策略。

（三）microRNA 与原发性肝癌预后

转移与复发是肝癌术后患者生存的关键，因 miRNA 与癌细胞侵袭及转移相关，所以 miRNA 可能有预测转移、判断患者生存率及指导术后治疗的价值。miR-221 高表达与肿瘤大小、肿瘤分期呈明显正相关，且高表达 miR-221 患者生存率明显低于低表达 miR-221 肝癌患者。在可能与肝癌根治术后复发风险相关的 microRNA 中，miR-34c 和 miR-361 与肝癌根治术后复发呈正相关，而 miR-15b 的表达预示肝癌根治术后低复发风险。肝癌组织 miR-29 较癌旁组织表达减少，miR-29b 下调与 AFP 水平上调有关，miR-29b 下调与肝癌患者的预后相关。多个 miRNA 的异常表达是肝移植术后肝癌复发的独立预测因子，这些

miRNA 包括 miR-19a、miR-886-5p、miR-126、miR-223、miR-24、miR-247。

三、组蛋白修饰及染色质重塑与肝癌的诊疗

组蛋白修饰与染色质重塑在肝癌的发生发展中相互联系、相互影响，染色质重塑过程主要有两类复合物参与：一类是蛋白质共价修饰复合物，如组蛋白乙酰化酶和甲基化转移酶等；另一类是 ATP 依赖染色质重塑复合物（ATP-dependent chromatin remodeling complexes）。

（一）组蛋白修饰与肝癌诊疗

组蛋白修饰为表观遗传改变之一，能导致基因表达的改变，在恶性肿瘤的发生发展中起重要作用。乙酰化和甲基化是组蛋白的重要修饰方式，DNA 甲基化异常和组蛋白乙酰化失衡在肝癌的发生发展中起重要作用。组蛋白乙酰化状态受组蛋白乙酰转移酶（HATs）和组蛋白脱乙酰酶的调控，正常细胞核内组蛋白乙酰化与组蛋白去乙酰化过程处于动态平衡，而在癌细胞中 HDAC 的过表达引起去乙酰化作用增强，不利于特定基因（包括某些抑癌基因）的表达。组蛋白甲基化酶通过对组蛋白赖氨酸或精氨酸残基的甲基化状态的调控来影响基因的表达。

与肝癌细胞相关的基因转录沉默与它们启动子区组蛋白修饰调节有关。人类肝癌组织中抑癌基因 p16INK4A 的转录沉默与该基因启动子区组蛋白 H3K9 及 H3K27 甲基化标志物表达水平升高有关。肝癌患者的组蛋白 H3K27me3 表达水平的增加与肿瘤血管侵袭及患者的预后密切相关。肝癌细胞中组蛋白修饰在调控 Wnt 抑制剂的表达中起关键作用。上述研究表明了组蛋白的修饰参与肝癌的发生发展。肝癌发生广泛的组蛋白修饰改变，其中一个重要原因为组蛋白修饰酶表达失调。

（二）组蛋白乙酰化和甲基化修饰酶与肝癌诊疗

组蛋白脱乙酰酶与肿瘤的相关性研究近年来日益增多，涉及包括白血病、乳腺癌、前列腺癌、胃癌等在内的多种恶性肿瘤。HDAC 在胃癌、结肠癌、前列腺癌、肝癌等许多恶性肿瘤中表达增高，且与临床病理密切相关，这有助于恶性肿瘤的早期诊断、预后判断及术后合理化疗方案的选择，具有很大的临床应用价值。研究表明 HDAC 过表达与肝癌的临床病理特征及肿瘤复发有关。

HDAC1 的高表达与肿瘤细胞门静脉高侵袭率、肿瘤组织低分化及高 TNM 分期密切相关，它可能在肝癌的分化程度和侵袭性方面发挥重要作用，并可作为预测肝癌手术患者预后的生物学指标。HDAC 与相关蛋白结合形成复合物，在缺氧及雌激素受体等介导的细胞信号通路中发挥重要调节作用，从而参与肝癌的发生发展和转移。HDAC 与肝癌的大小、

组织分化水平、TNM 分期、肝内转移和门静脉转移等临床病理因素密切相关，有希望作为预测肝癌术后复发的生物学指标。

HMT 在肝癌的发生和发展中也起着重要作用，组蛋白甲基化酶 SMYD3、EZH2 等在肝癌组织中明显上调，而组蛋白甲基化酶 R1Z1 的表达则下调。组蛋白甲基化酶 EZH2 主要负责 H3K27 的甲基化，在肝癌组织中 EZH2 过表达可通过提高转录沉默基因启动子 H3K27me3 水平，从而促进肝癌的进展。EZH2 在肝癌组织中高表达诱导机体对化疗耐受，针对 EZH2 转染 siRNA，从而降低 EZH2 表达水平，导致下游多重耐药蛋白表达下调，结果促进细胞凋亡和持续的 G1/S 期停滞。EZH2 在肝癌组织中的高表达激活了 wnt/β-catenin 信号通路，促进肝癌细胞的增殖，敲除 EZH2 后，抑制 wnt/β-catenin 信号通路，减缓了肝癌细胞的生长。

（三）组蛋白脱乙酰酶抑制剂与肝癌诊疗

HDAC 与包括肝癌在内的许多恶性肿瘤的发生发展及预后密切相关。组蛋白脱乙酰酶抑制剂主要通过细胞周期阻滞、促进分化、诱导癌细胞凋亡、抑制肿瘤血管生成及肿瘤细胞迁移活性等多种生物学效应发挥抗肿瘤作用。HDACi 可通过作用于 sp1 和 sp3 位点，激活 p21 基因，从而通过 p21 基因作用诱导肝癌细胞的凋亡。HDACi 通过刺激细胞自分泌肿瘤坏死因子相关凋亡诱导配体（TRAIL）激活 TRAIL 依赖的凋亡途径而诱导细胞凋亡，而在 TRAIL 耐受的肝癌细胞中，HDACi 可通过下调细胞 FLICE 抑制蛋白（c-FLIP/CASH）的表达恢复肝癌细胞对 CD95 和 TRAIL 受体介导的细胞凋亡的敏感性。

HDAC 抑制剂 TSA 通过提高细胞组蛋白乙酰化水平调节细胞增殖与凋亡相关基因的表达，诱导细胞停滞于 G0/G1 期而抑制细胞增殖、促进细胞凋亡。TSA 也可通过调节肝癌细胞内整合素家族相关分子的表达而改变癌细胞的迁移活性。HDACi 抗肝癌的生物学效应是通过同时抑制肝癌细胞增殖，诱导细胞分化、凋亡等多个方面实现的，并且它们之间的作用是相互联系的。

目前，有关 HDACi 与 DNA 甲基化酶抑制剂或传统化疗药物合用抗肝癌作用的研究不断增多，为肝癌的化疗提供了一种新的方案。HDACi 及 DNA 甲基化酶抑制剂通过改变表观遗传状态重新激活许多抑癌基因（TMS1、TFPI-2 等）的表达，从而抑制肝癌细胞增殖，诱导细胞分化、凋亡。

（四）组蛋白修饰与乙型肝炎病毒感染相关肝癌

HBV 与 HCV 感染是肝癌发生的主要危险因素，病毒感染也常伴随组蛋白修饰。HBV 共价闭合环状 DNA（cccDNA）在肝细胞核内与组蛋白结合组成类似核小体的结构，与其结合的 H3/H4 组蛋白的乙酰化程度与 HBV 肝细胞系病毒蛋白表达呈正相关，也与慢性乙型肝炎患者病毒定量呈正相关。通过干扰小 RNA 抑制组蛋白 HAT 的表达，HBV 的复制被抑制，而使用 HDAC1 的抑制剂显著增加 H4 的乙酰化程度和 HBV 复制能力。HBcAg 被募集到 CpG 岛上，可能在此作用于纤维素结合蛋白（CBP）及 HDAC1，影响组蛋白乙酰化水平，通过表观遗传学机制调节 HBV 复制。在乙型肝炎相关性肝癌中，癌组织 HDAC1 的表达明显高于癌旁硬化结节，乙型肝炎病毒 x（HBx）蛋白可诱导转移相关蛋白 -1（MTA1）和 HDAC1 的表达增加，并形成 MTA1/HDAC 复合物，MTAI/HDAC 复合物与缺氧诱导因子 -1α（HIF-1α）结合通过诱导 HIF-1α 氧依赖性降解结构域去乙酰化稳定其功能，进而调节血管内皮生长因子（VEGF）等血管生成因子的表达，在乙型肝炎相关性肝癌的血管生成和转移中发挥关键作用。

HBx 亦可通过招募 HDAC1，并与 α 雌激素受体（α-ER）结合形成 HBx/HDAC1/α-ER 复合体，抑制 ER 依赖的基因转录活性，从而抑制肝癌细胞 ER 信号通路的转导。肝癌细胞中的 HBx 能够显著提高组蛋白 H3K4 甲基化酶活性，其可能的机制为 HBx 能够显著上调 SMYD3 转录活性与蛋白质表达，SMYD3 能使染色体组蛋白 H3K4 发生二甲基化或三甲基化，从而影响下游癌基因、细胞周期调控基因、信号转导相关基因等，能够抑制肿瘤细胞凋亡、促进细胞增殖。

（五）染色质重塑与肝癌诊疗

染色质重塑可引起抑癌基因的失活或癌基因的激活，染色质重塑复合物在胚胎发育、组织再生、细胞衰老、细胞凋亡和癌症抑制等方面发挥了重要作用。染色质重塑复合物相关因子基因突变可使细胞获得选择性生长优势，从而导致癌症的发生发展。ARID2 是多亚基染色质重塑复合物 PBAF 的一个亚基，是 PBAF 中起短转录半衰期作用的唯一亚基。用基因沉默技术抑制 ARID2 的表达，可明显降低 PBAF 复合物中其他亚基的蛋白质表达水平，并且严重抑制了干扰素诱导跨膜蛋白 1（IFITM1）基因的转录，目前还没有发现另外的基因可以做到这点，而在肝癌细胞和非恶性肝细胞干扰素诱导的抗增殖活性中需要 IFITM1 发挥作用。因此，ARID2 在调节应答基因的表达和介导抗增殖的活性中似乎发挥了重要作用，ARID2 可能是一个抑癌基因。染色质重塑的变化有可能导致某些基因的过表达或表达缺失，从而导致癌症的发生。

SWI/SNF 复合物是一种 ATP 依赖的染色质重塑复合物。ARID1A 蛋白是 SWI/SNF 的亚基之一，具有非序列特异性 DNA 结合活性，参与 DNA 的复制、转录、修复、重组等。染色质重塑酶 ALC1 是一种潜在的癌基因。ALC1 蛋白具有 SNF2 蛋白结构域，它利用 ATP 水解所提供的能量推动核小体，核小体是染色质的基本重复单元。在肝细胞肝癌和长肿瘤的小鼠中 ALC1 都存在过表达。

总而言之，深入探索肝癌形成、发展、侵袭、转移等一系列生物学过程分子机制，对肝癌的诊断、预后和治疗策略选择是至关重要的。以前，癌症研究最令人兴奋的进展就是发现并证实了表观遗传调控在癌症发生发展的各个阶段所起的关键作用。不同类型的表观遗传学机制存在相互依赖性，并共同决定某一类组织细胞的表观遗传状态。不同于基因遗传的是表观遗传具有高度的可逆性和易于调控性。因此，它具有更好的治疗干预特点，为癌症预防、诊断、预后分析及治疗提供了全新的思路和广阔的前景。但由于各种表观遗传修饰之间的相互影响和肿瘤病因的复杂性，仍需对肿瘤发生过程中的表观遗传学变化进行深入研究，以明确肿瘤产生过程中哪种表观遗传修饰起主要作用及其主要靶标，进而为肿瘤的诊断、治疗提供理论依据。目前，几乎在所有的肝癌亚型中都存在表观遗传的改变，深入探索表观遗传调节机制与肝癌的关系，将会带来新的肝癌诊断和治疗模式。

第四节　表观遗传与结直肠癌的治疗措施

结直肠癌是常见的恶性肿瘤之一，随着人们生活水平的提高和饮食结构的改变，结直肠癌的发病率也逐年升高。结直肠癌有着极为复杂的发生发展机制，它的发生和发展过程是一系列遗传学和表观遗传学累积改变的结果。其中，遗传学主要从 DNA 分子水平研究基因的结构、突变、表达和调控，主要包括抑癌基因（APC、SMAD2，4、TP53 等）或癌基因（K-ms 等）的突变导致基因的功能缺失、表达失调等。而表观遗传学上的改变在结直肠癌发生的早期或萌芽时期有着不可忽视的作用。表观遗传学机制为结直肠癌的诊断和治疗开辟了新的途径，从分子水平上了解这些表观遗传学的改变，可以为结直肠癌的预防、早期诊断、预后及治疗提供帮助，最终降低结直肠癌的死亡率。

一、DNA 甲基化与结直肠癌的治疗

正常的 DNA 甲基化对于维持机体的功能是必需的，如基因印记、X 染色体失活、细胞分化和胚胎发育等，而异常的 DNA 甲基化则会引发疾病甚至肿瘤。DNA 甲基化的异常主要包括甲基化水平降低（包括整个基因组的广泛低甲基化、癌基因的低甲基化）和某些特定区域发生高甲基化（区域性高甲基化）。在结直肠癌中，这两种表观遗传学变化在基因不稳定性产生过程中起着重要作用。

（一）DNA 甲基化在结直肠癌早期诊断中的应用

临床上，结直肠癌一旦确诊多属中晚期，由于不能及时治疗和肿瘤广泛的浸润或转移，

大多数患者预后较差。因此，早期诊断对结直肠癌的防治具有非常重要的作用。目前，临床上结直肠癌的早期诊断检测手段包括粪便隐血试验（FOBT）、血清肿瘤标志物癌胚抗原（CEA）、钡灌肠及肠镜检查等，它们存在各自的缺陷，缺乏敏感性及特异性或者检查过程痛苦且烦琐而不易被患者接受。最重要的是，这些检查对早期结直肠癌和癌前病变的发现率仍低，故均不能成为理想的筛查方式。与 DNA 遗传学的改变相比，启动子异常甲基化在结直肠癌的发生过程中是一个频发的早期事件，因此可能在肿瘤早期诊断中具有更大的价值。

近年来，随着国内外 DNA 甲基化检测方法的快速发展，DNA 甲基化状态的检测越来越简便、灵敏，对结直肠癌 DNA 甲基化信息的挖掘起到了促进作用。SEPT9 基因启动子甲基化与结直肠癌有高度的相关性，是结直肠癌的早期诊断分子标记之一。

正常肠道黏膜每天都有大量细胞更新脱落进入肠腔，随粪便排出体外。检测粪便中结直肠癌相关基因的甲基化状态有可能成为一条结直肠癌无创诊断的新途径。波形蛋白基因 CpG 岛甲基化在结直肠癌发生中扮演重要角色，其在结直肠癌组织中的检出率为 53 % ～ 84 %，而且该基因甲基化可在粪便中被检测出来，因此有望被应用于结直肠癌的早期诊断。粪便基因异常甲基化作为非侵入性检查对结直肠癌的诊断敏感性较高，其检测的准确性远远高于 FOBT，其作用完全有可能在结直肠癌的筛查策略中超过 FOBT，有望成为结直肠癌的筛查方式。

（二）DNA 甲基化在结直肠癌治疗中的应用

与遗传学改变不同，表观遗传学改变是可逆的，通过纠正表观遗传改变为肿瘤的治疗提供了新的途径，使其成为潜在的肿瘤治疗靶点。目前，应用甲基化原理治疗肿瘤的关键靶点集中在 DNA 甲基化酶上，主要通过抑制甲基化酶从而达到逆转基因甲基化的目的以恢复正常表达，进而抑制大肠上皮恶性转变，这已成为治疗结直肠癌的一个值得探索的课题。

根据化学结构的不同，甲基化抑制药物可分为核苷类及非核苷类两种。核苷类药物在体内可代谢为脱氧核苷三磷酸，在基因复制时替代 DNA 序列上胞嘧啶碱基与 DNA 甲基化酶结合，从而阻断甲基化过程。非核苷类包括两类药物：一是在研究中发现其有去甲基化作用但机制尚不清楚的药物，如盐酸普鲁卡因、盐酸普鲁卡因胺、肼屈嗪、表没食子儿茶素没食子酸酯等；二是反义寡核苷酸类药，有代表性的是 MG98。但目前研究最多的还是 5- 脱氧杂氮胞苷及其衍生物地西他滨，该药于 2006 年经 FDA 批准用于多发性骨髓瘤及部分白血病的治疗。然而地西他滨在实体瘤的治疗中尚未取得明显进展。

随着筛选肿瘤细胞基因组中表观遗传改变技术的不断完善和发展，利用 5NM 甲基化芯片不仅能找出肿瘤细胞中被异常甲基化的 5NM 区域，还能结合基因表达谱芯片筛选药物处理的肿瘤表观遗传沉默后经逆转重新表达的基因。当然甲基化治疗药物的使用也有不少限制，如作用靶点分散、治疗的同时可影响正常基因甲基化等，因此在某种程度上目前限制了其在临床上的应用。

二、非编码 RNA 与结直肠癌的治疗

ncRNA 在表观遗传学调控及转录和转录后调控等方面发挥重要作用，参与调节机体多种生理和病理生理过程。在结直肠癌中 ncRNAs 已成为一种新的研究热点，许多 ncRNAs 被发现参与了结直肠癌的发生发展过程。

（一）miRNA 与结直肠癌的治疗

1. miRNA 与结直肠癌的早期诊断

由于 miRNA 的生物学特性稳定，因此广泛存在于体液，尤其是血液和粪便中。在人体血清当中，肿瘤源性 miRNA 不受内源性核糖核酸酶的影响，并以相当稳定的形式存在。这些特性为 miRNA 成为结直肠癌早期筛查及诊断的候选指标提供了可能。结直肠癌患者和健康人血浆中 miRNA 的表达存在显著差异，且利用 RT-PCR 技术或者基因芯片技术即可完成对外周血中肿瘤来源 miRNA 表达量的测定。根据 miRNA 表达量与病情严重程度的相关模型，血液 miRNA 的表达量或许可以预测结直肠癌的时期。此外，根据血液检测的独特 miRNA 表达谱可对具有高风险的结肠息肉患者进行定期监测，这将减少息肉切除术后患者结肠镜多次检查的痛苦。

由于结直肠癌的脱落物直接进入粪便，因此粪便检测已成为筛查结直肠癌的重要手段。但目前临床上常用的粪便隐血试验对结直肠癌的特异性和灵敏度较低。随着人们对 miRNA 研究的深入，粪便 miRNA 检测为提高结直肠癌早期诊断的特异性和灵敏度提供了突破口。粪便中特异性 miRNA 可作为早期结直肠癌筛查的无创性生物标志物。但是，由于大肠癌 miRNA 研究刚起步，且具有肿瘤特性的 miRNA 在大肠癌中的表达存在交叉性和多样性，因而特异性和敏感性均理想的 miRNA 迄今尚未找到，单独用一个 miRNA 来作为大肠癌诊断的生物标志物仍不合适。多种 miRNA 联合应用检测有望成为一种行之有效的大肠癌辅助诊断指标。[1]

2. miRNA 与结直肠癌的预后判断

在结直肠癌中，miRNA 的表达与它的预后密切相关，通过检测某些与结直肠癌相关的 miRNA 表达水平或者其基因甲基化水平可以判断预后。在结直肠癌细胞株中通过去甲基化干预，可以发现 miR-9 表达水平与其启动子 CpG 岛甲基化水平呈负相关，高甲基化

① 刑同京 . 表观遗传与消化道肿瘤 [M] . 北京：科学技术文献出版社，2018：173-184 .

与较高的淋巴结转移率相关。高表达 miR-21 与不良预后相关，表现为其在癌组织中的表达高于正常组织，高表达与较高淋巴结阳性率、较高 TNM 分期及远处转移相关。miR-155 表达水平与无病生存率及总生存率呈负相关，高表达与较高淋巴结转移率相关，提示预后不良。比较两组不同预后的结直肠癌组织中的 miRNA 表达情况可以发现高表达 miR-185 及低表达 miR-133b 与预后不良相关，表现为较短的总生存率和较高的远处转移率，两者可以作为结直肠癌根治术后预后判断的指标，从而更好地指导临床实践。此外，高表达 miR-320 或 miR-498 的 II 期结直肠癌患者无病生存率（DFS）与低表达者具有显著差异，miR-320 或 miR-498 的表达水平与 II 期结直肠癌患者的预后有关，这些都预示着 miRNA 可能为结直肠癌的预后判断提供一种崭新而有效的鉴别依据。

3. miRNA 与结直肠癌的靶向治疗

在传统手术治疗的基础上，辅以放化疗、靶向治疗等新型方案，结直肠癌患者的生存期已有了一定程度的延长。miRNA 作为众多下游基因表达的"调控者"，有希望成为新型抗癌药物研发的一个重要突破口。将 miRNA 用于结直肠癌的基因治疗从策略上可以分为两类：①抑制具有促进肿瘤生长作用的 miRNA 的表达，即 miRNA 沉默；②恢复具有抑制肿瘤生长作用的 miRNA 的表达，即 miRNA 表达上调，以抑制肿瘤生长，阻止肿瘤的血管发生、周围浸润及远处转移，从而达到治疗结直肠癌的目的。目前，用于 miRNA 沉默的一种为 miRNA 反义寡核苷酸（AMO），它具有与 miRNA 互补的序列，能够与靶基因 miRNA 紧密结合，使其不能发挥作用，从而抑制由 microRNA 控制的下游通路；另一种为对 AMO 进行化学修饰的核酸类似物，如锁核酸（LNA），其核糖上的 2-0 和 4'-C 被亚甲基连接和"锁定"，从而使之具有不同程度的疏水作用，增强其对酶的稳定性，使其不易被酶解和水解，从而抑制下游合成产物。

利用反义寡核苷酸技术沉默 miRNA-21 后，结直肠癌细胞的血管内转移率及远处转移率均降低。miRNA-21 沉默可以使结直肠癌细胞对 5-FU 化疗的敏感性增强。抑制结直肠癌 HCT-116 细胞系中 miNA-31 的表达后，其对 5-FU 的敏感性同样增强，其侵袭力和转移力均受到一定程度的抑制。除促癌 miRNA 的过表达外，抑癌 miRNA 的丢失也是结直肠癌发生发展的一个重要机制。通过向结直肠癌细胞引入人工合成的具有抑癌作用的 miRNA，如 miRNA 类似物、miRNA 前体及其类似物，结直肠癌细胞可将这些原料加工成成熟的 miRNA，以实现 miRNA 表达的上调。向结直肠癌细胞引入 miRNA-143 前体后，可以发现 miRNA-143 的表达明显上调，肿瘤细胞的增殖能力显著下降。将 miRNA-145 类似物导入结直肠癌细胞后，可以发现肿瘤细胞的增殖及集落能力均明显下降。虽然关于 miRNA 治疗结直肠癌的基础研究已有不少成绩，但是一个 miRNA 通常调控多个下游靶基因的表达，特异 miRNA 表达的改变可能引起多个靶基因的表达异常及复杂的生物学效应改变。如何将治疗介质精准地传达到靶组织或细胞中，又不产生广泛且不良的"蝴蝶效应"，是 miRNA 用于肿瘤治疗的瓶颈所在。

（二）lncRNA 与结直肠癌的治疗

1. lncRNA 与结直肠癌的早期诊断

lncRNA 的表达更具有组织特异性，且在体液和组织中更稳定，使得其具有成为标志物的先天优势。一些在结直肠癌中异常表达的 lncRNA 可以作为分子标志物来进行结直肠癌的早期诊断。此外，CRNDE-h 片段的表达水平可以用来区分腺瘤和正常组织，采用定量 PCR 检测血浆中 CRNDE-h 的表达来区分腺瘤和正常组织的敏感度可达 87 %，特异性可达 93 %。新的 lncRNA 即 ncRuPAR 在结直肠癌肿瘤组织中低表达，区分正常组织和肿瘤组织具有高度的敏感性。与健康对照组比较，结直肠癌相关转录物（CCAT）在结直肠癌组织和外周血中高表达。此外，在不同临床分期组织中，随着分期进展，其表达上调，因而可以监测肿瘤的进展。

2. lncRNA 与结直肠癌的预后判断

组织中定量 PCRHOTAIR 的高表达，与结直肠癌的分期、高复发转移和低总生存时间（OS）有关。此外，HOTAIR 在血液中的高表达与低 OS 有关，可见具有预后意义潜能。另外，MALAT1 在 II/III 期结直肠癌中也具有预后意义，结直肠癌术后患者具有高 MALAT1 者转移风险高，且其表达是 DFS 和 OS 的独立预后因子。PVT1 也具有预后意义，高表达 PVT1 的患者相对于低表达患者，其预后不佳、OS 短，高表达 PVT1 的患者具有更高死亡率。UCA1 在结直肠癌中高表达，且与肿瘤大小和预后相关。PCAT1 高表达是远处转移的预测因子，也是 OS 独立预后因子。91H 在结直肠癌中高表达，是独立预后因子。BANCR 与淋巴结的转移和分期有关，LSINCT5 高表达与肿瘤进展表型有关，与 DFS 和 DSS 有关，具有预后因子。

低表达的 lcnRNA 也具有类似作用。LOC285174 的低表达与结直肠癌的进展和低 DFS 有关。在临床进展期的肿瘤中 ncRNA 的低表达属于独立预后因子。在转移性的结直肠癌中 RP11-462C24.1 的低表达也是独立预后因子。Gas5 低表达的结直肠癌患者 OS 低于高表达患者，其具有临床预后意义。MEG3 的下调与肿瘤的 TNM 分期、浸润和低 OS 均有关。

3. lncRNA 与结直肠癌的靶向治疗

根据 lcnRNA 的自身特点，可以从多个方向开展针对 lncRNA 开展的靶向治疗，包括以下方面。

（1）RNAi 介导的基因沉默可以通过多种药剂，如 siRNA、shRNA 和 miRNA，来选择性抑制特异 lncRNA。HOTAIRA 在多个肿瘤如胃癌、肺癌、肝癌和乳腺癌中高表达，使用 siRNA 抑制其表达可以抑制肿瘤细胞的侵袭和诱导凋亡，敲除 HOTAIR 后使得肿瘤细胞对肿瘤坏死因子的免疫治疗和化疗敏感。MALAT1 是肺癌和胃癌的预后因子，shRNA 介导的沉默 MALAT1 可以抑制癌细胞的浸润。CCAT2 在结直肠癌中高表达，它可以被特异的 miRNA 调控。尽管在细胞株中采用 RNAi 干预特异 lncRNA 的表达是有效的，但是它们需要稳定的载体，如脂质体、纳米微粒或者病毒，来避免降解和肝脏的摄取导致的利用度下降，其安全性和有效性尚有待进一步提高。

（2）反义寡核苷酸经过修饰后可以避免其在细胞核中降解从而诱导 RNaseH 介导的靶点的清除。近年来针对 lncRNA 的反义寡核苷酸也被利用来沉默相应的反义 lncRNA。相对于 siRNA，它的优势在于稳定，体内靶向性更强。但是，细胞低摄取率和细胞毒性仍然是其最大的问题。

（3）小分子抑制剂介导的调控 lncRNA，这些小分子可以干扰 lncRNA 与其连接蛋白结合，从而抑制其活性。此外，这些小分子还可以改变 lncRNA 的二级结构，阻止其与特定结合蛋白的结合。这种方法优于 RNAi 的地方在于避免脱靶，且这些小分子易于注射，细胞摄取率大于反义寡核苷酸、siRNA 和病毒载体，但是前提是必须清楚地了解 RNA- 蛋白质的关联机制。

（4）质粒介导的靶向治疗，目前一种新的质粒 BC-819/DTAH19 在 H19 的启动子区是带有白喉毒素的亚单位，一旦注入肿瘤组织，可以导致肿瘤缩小，这在结直肠癌、胰腺癌等肿瘤中获得了验证。

（5）基因治疗主要针对在肿瘤组织中低表达的 lncRNA 而言。比如，PTENP1 在结肠癌中低表达，lncRNA 在结直肠癌中低表达，在这些肿瘤中给予具有抑癌基因功能的 lncRNA 可以获得疗效。

综上所述，针对 lncRNA 的治疗手段在细胞株中可以产生令人信服的效果，但是在患者身上，选择合适的治疗药物到达靶点仍然是个挑战。尽管在动物模型身上看到了希望，但是许多 lncRNA 具有种族特异性，同样的实验不可能在人身上进行。因此，进一步了解 lcnRNA 的结构和功能机制十分重要，尽管如此，lncRNA 为我们提供了新的治疗选择和希望，越来越多的有效的诊断和治疗靶点被应用于临床。

三、组蛋白修饰及染色质重塑与结直肠癌的治疗

组蛋白修饰是一种更为复杂的表观遗传学调控方式，在转录水平和转录后水平调控基因的表达。修饰靶点多位于核心组蛋白核小体的 N 端尾部氨基酸残基，主要包括乙酰化、甲基化、磷酸化、泛素化等，组蛋白的任何一种修饰都有可能改变组蛋白与各种染色质相关蛋白质的亲合性，影响核小体、染色质的高级结构，进而影响基因的转录。目前，研究

发现组蛋白修饰是由几种不同功能的酶催化而来的,包括组蛋白乙酰转移酶、组蛋白脱乙酰酶和组蛋白甲基化酶等。可逆乙酰化是目前发现的组蛋白最为主要的动态修饰,HAT 将乙酰辅酶 A 的乙酰基转移到组蛋白 N 端尾部特定的赖氨酸残基上,引起染色质结构松弛,使启动子易与转录调控元件接近,从而激活特定基因的转录,而 HDAC 则通过去除组蛋白的乙酰化来抑制转录。HMT 通过介导甲基化修饰对基因的转录调控随修饰位点的不同而存在差异。

(一)组蛋白乙酰化修饰

组蛋白乙酰化是组蛋白修饰中研究最多、最透彻的一种方式。乙酰化修饰大多位于组蛋白 H3 中的第 9、第 14、第 18 和第 23 位赖氨酸,是由 HAT 或 HDAC 共同介导的一个可逆的动态平衡过程。HAT 的作用是将乙酰辅酶 A 的乙酰基转移到核心组蛋白 N 端尾部特定的赖氨酸残基上,消除了氨基酸残基所带的正电荷,使 DNA 构象展开、核小体结构松弛,从而促进转录因子和协同转录因子与 DNA 结合,激活特定基因的转录。而 HDAC 则是去除赖氨酸残基上乙酰基的作用,恢复组蛋白的正电性,增加组蛋白与带负电的 DNA 间的吸引力,从而阻止转录调控元件靠近启动子而达到抑制基因转录的作用。组蛋白的这种乙酰化与去乙酰化的动态失衡将会影响基因转录水平,从而影响细胞的分裂、分化与凋亡,在恶性肿瘤的发生发展中可能起着重要作用。

HDACs 包含多种类型,在人体已经发现 18 种 HDACs,根据与酵母 HDACs 的同源性,这些酶可以归为 4 种类型:I 型包括 HDAC1、HDAC2、HDAC3 和 HDAC8;II 型包括 HDAC4、HDAC5、HDAC6、HDAC7、HDAC9 和 HDAC10;III 型 HDACs 是 NAD 依赖的脱乙酰酶 Sir2 家族,是一类高度保守的基因,不能被 I 型、II 型 HDACs 抑制剂所抑制,即不能被一般常见的 HDACi 阻断,它包括 SIRT1 ~ SIRT7;HDACIV 包含有 I 型和 II 型 HDACs 的催化位点,但又不完全同源,因此被归为 IV 型 HDAC。腺瘤尤其是绒毛状腺瘤是一种重要的癌前病变,HDAC1 在正常组织中的表达要明显低于腺瘤及癌组织,腺瘤与癌组织中的表达差异不明显。HDAC2 的表达在正常组织、腺瘤、癌组织中呈现逐渐递增的趋势。这种呈递增趋势的表达结果预示腺瘤的恶变可能与 HDAC2 的表达水平相关,高水平的 HDAC2 表达可能预示着腺瘤的恶变率升高。高纤维素饮食能降低大肠癌发病率,其机制是纤维素能间接引起细胞核中高度乙酰化组蛋白的聚集,从而抑制细胞的增殖,因此良好的饮食习惯也可以降低腺瘤的发病率,从而降低大肠癌发生的风险。

HDAC1 的过表达抑制抑癌基因 p53 的表达,促进内皮细胞血管生成,促进肿瘤发生。HDAC2 的突变能够促进结肠癌细胞株 RKO、CO115 的快速增殖,这主要与其突变能促进肿瘤生长基因的表达有关。HDAC3 高表达可能是结肠癌的特征之一,在结肠癌的侵袭及淋巴结转移中起一定的作用,HDAC3 可能成为诊断和判断预后的指标之一。在结直肠癌中目前研究发现有多个基因受到 HDAC 的作用，其组蛋白去乙酰化后导致表达发生改变，从而参与了结直肠癌的发生发展过程。

（二）组蛋白甲基化修饰

组蛋白甲基化修饰是重要的组蛋白修饰机制，它被认为是染色质是否具有活性的标志。甲基化修饰的部位主要是组蛋白 H3 和 H4 的赖氨酸和精氨酸两类残基，单个赖氨酸或精氨酸最多可被 3 个甲基修饰。目前，常见的组蛋白甲基化修饰有组蛋白 H3 第 4 位赖氨酸的二甲基化或三甲基化（H3K4me2、H3K4me3），H3 第 9 位赖氨酸和第 27 位赖氨酸的三甲基化（H3K9me3、H3K27me3）。H3K4me2、H3K4me3 与基因的转录激活有关，而 H3K9me3 和 H3K27me3 则抑制甚至沉默基因的表达，特别是 H3K27me3 对一些重要抑癌基因的沉默，导致了癌症的发生发展。

SMYD3 是组蛋白 H3K4 特异的双甲基化酶和三甲基化酶，在肿瘤的形成中起关键作用。SMYD3 可以与靶基因的启动子区的结合位点 CCCTCC 结合，使组蛋白 H3K4 二甲基化、三甲基化，进而使染色质构象改变，导致 DNA 与介导转录的蛋白质结合，在结肠癌细胞株中敲除 SMYD3 后，H3K4me3 甲基化下降，使得 hTERT 表达下降，表明其是 SMYD3 的靶基因之一，并且在 hTERT 启动子 H3K4 的低甲基化导致与转录因子 C-Myc 和 Spl 结合缺陷，维持了组蛋白 H3 的乙酰化。

在大肠癌从腺瘤转变为癌的过程中，18q 染色体的丢失在 60 %～70 % 的大肠癌中发生，说明此处有大量的抑癌基因，包括 DCC、SMAD4、MBD1、CXXC1、MBD2 等。而抑癌基因功能的完全丧失往往还需要另一条等位基因的失活，但是 DCC、MBD1、CXXC1、MBD2 等突变罕见，这说明存在另外一种机制，那就是表观遗传学的改变，其中启动子 CpG 岛的甲基化起了关键作用，而且常常与组蛋白的调控相结合。

H3K9me3 或 H3K27me3 与基因的转录抑制有关，而组蛋白 H3 的乙酰化和 H3K4me3 与活化有关。在结肠癌细胞株和组织中，只有 DCC 而非 MBD1，MBD2、CXXC1 和 SMAD4 的表达受到 CpG 岛甲基化的调控，DCC 启动子受到 H3K9me3 和 H3K27me3 的抑制。

PcG 蛋白家族在造血、X 染色体失活和控制细胞增殖方面起作用，它可以和多个蛋白一起形成 PRC 复合物。PRC 复合物可以发挥抑制基因转录的作用。PRC2/3 中内源性组蛋白赖氨酸甲基化酶（HKMT）可以通过 SET、E（Z）、Ezh2 等使得 H3K9 和 K27 甲基化，以及 H1K26 的甲基化，而 PRC1 可以使得 H3K27 甲基化。通过 RNAi 在结肠癌中鉴定 Suz12 蛋白的调控基因，发现 Suz12 可以与这些靶基因之一的 MYT1 的启动子结合，并且其他 PRC2/3 复合物的成员也可以局部结合于该启动子，更重要的是 Suz12、Ezh2 和 Eed 与 MYT1 启动子的结合与 H3K7 的甲基化有关，其他靶基因也有类似现象。由此可见，这些 PcG 的靶基因均受到 PRC 复合物中组蛋白甲基化酶的活性影响。

当然，各种表观遗传学机制相互之间也有作用，在结直肠癌细胞株中恢复 MLH1、TIMP3 和 p16INK4A 的表达往往在组蛋白乙酰化之前先需要去甲基化，说明甲基化在抑制基因的表达方面起主导作用，在一系列事件中有先后顺序。组蛋白 H3 和 H4 赖氨酸残基的乙酰化可以使染色质结构开放，而组蛋白 H3K9 和 H3K4 的甲基化在基因的表达中发挥作用。H3K9 的甲基化与 3 个基因的 DNA 甲基化呈正相关，而乙酰化和 H3K4 的甲基化与之呈负相关，在结肠癌细胞中予以组蛋白乙酰化抑制剂干预后，组蛋白 H3K9 乙酰化程度升高，但是对于靶基因表达的影响较小，而予以 5-Aza-dC 干预后，H3K9 甲基化降低，并使得 3 个靶基因（p16、MLH1、MGMT）表达下降，两者同时使用后作用协同，而 H3K4 甲基化则与启动子甲基化呈负相关。

应用 ChIP 法可以发现相对于低表达 MGMT 的细胞株，在 HT29 细胞中伴随着 MGMT 的高表达，组蛋白乙酰化程度高。而在表达 MGMT 的细胞株中分别采用 5-Aza-dC、TSA 和两种一起作用后，TSA 轻度表达，而 5-Aza-dC 高表达，共同作用后表达最大，说明 DNA 甲基化占主导地位，5-Aza-dC 在增加 MGMT 表达的同时还使得乙酰化的组蛋白 H3\H4 与启动子结合。目前，对组蛋白修饰异常的研究尚不如对 DNA 甲基化的研究透彻，尤其是在结直肠癌中组蛋白修饰的很多机制仍需要我们进一步探索。

（三）组蛋白修饰在结直肠癌治疗中的应用

组蛋白脱乙酰酶抑制剂的相关研究已成为抗肿瘤药物研究中非常活跃的一个领域，利用 HDACi 改变组蛋白的乙酰化状态是表观遗传学在结直肠癌治疗方面的另一个靶点。根据 HDACi 化学结构的不同，HDACi 可分为五类：①短链脂肪酸类，包括丁酸盐、苯丁酸和异戊酸等；②羟肟酸类，包括 TSA、SAHA 等；③包含环氧酮基的环四肽结构类，如 trapoxin B、HC-toxin 等；④不含环氧酮基的环四肽结构类，如 FK228 等；⑤酰胺类，包括 MS-275、CI-994、西达本胺等。HDACi 可以通过阻滞细胞周期、促进分化、诱导凋亡、间接抑制血管生成因子及阻断肿瘤的供血等方式来发挥抗肿瘤作用。

HDACi 具有抑制结直肠癌细胞生长的作用，但是其中绝大部分因为各种缺陷，如低生物利用度、低效、心血管安全事件，以及细胞色素 P450 的药物之间的抑制作用等影响了临床应用。目前，关于结直肠癌的研究主要集中于羟肟酸类 HDACi 并多以 HDACi 联合化疗为主，HDACi 联合化疗可能是未来发展的方向。在 HDACi 联合化疗的方案中，HDACi 能安全增敏化疗，但仍需要进一步的大样本、多中心、随机临床试验来证实联合方案的安全性及有效性。

总体而言，表观遗传学的研究使我们对结直肠癌的发生发展不再拘泥于基因水平的改变。基因后修饰的异常在结直肠癌的发生发展中可能具有更为普遍和重要的作用。但是目前对表观遗传学改变与结直肠癌关系的了解尚不够深入和全面，我们需要运用系统生物学、网络分析等技术来进一步研究表观遗传学、认识表观遗传学，更深入地了解结直肠癌在分子水平的发生发展机制，相信随着对其机制的进一步阐明，表观遗传学将为研究结直肠癌的发病机制提供更开阔的思路，并在结直肠癌的诊断、治疗和预防等多方面发挥极为重要的作用。

结束语

　　表观遗传学是 21 世纪的新兴学科，具有蓬勃的生命力与广阔的发展前景。表观遗传不仅对基因表达、调控、遗传有重要作用，而且在肿瘤、免疫等许多疾病的发生和防治中具有十分重要的意义。消化道肿瘤的发生发展存在表观遗传修饰的异常，如癌基因的低甲基化和抑癌基因的高甲基化，同时存在着组蛋白乙酰化等修饰的紊乱。通过干预表观遗传修饰防治消化道肿瘤具有广阔的应用前景。本书不仅探讨了表观遗传的研究方法、发展趋势、诊疗技术等，还对表观遗传与消化道肿瘤诊疗的实践进行了研究。全书结构科学、论述清晰，客观实用，力求达到理论与实践相结合的目的，具有很强的现实意义和应用价值。

参考文献

[1] 白剑，杜振宗，宋剑非. DNA 甲基化与食管癌的研究进展 [J]. 重庆医学，2016，45（24）：3436-3438.

[2] 陈德林，蒋坤泰，贺宁，等. 表观遗传药物在肿瘤治疗中的应用 [J]. 中国细胞生物学学报，2018，40（04）：470-477.

[3] 封冰，陈龙邦. 微小 RNA 与表观遗传调控：肿瘤治疗新策略 [J]. 医学研究生学报，2011，24（01）：92-95.

[4] 郭姗琦，赵海丰，张翼鷟. 恶性淋巴瘤的表观遗传调控与治疗 [J]. 中华肿瘤杂志，2014，36（03）：161-164.

[5] 郭瑜，陆前进. 表观遗传调控与自身免疫性疾病治疗 [J]. 中国免疫学杂志，2015，31（07）：865-873.

[6] 韩恒毅，冯帆，李海涛. 表观遗传与肿瘤代谢研究进展 [J]. 浙江大学学报（医学版），2021，50（01）：1-16.

[7] 黄世杰. 癌的表观遗传性治疗：过去，现在和将来 [J]. 国外医学. 药学分册，2006（05）：342-343.

[8] 金铁峰，张美花，林贞花. 肿瘤表观遗传学 [J]. 基础医学与临床，2011，31（02）：204-206.

[9] 康静婷，梁前进，梁辰，等. 表观遗传学研究进展 [J]. 科技导报，2013，31（19）：66-74.

[10] 李金霖，王群，党光福. 表观遗传修饰在剥脱综合征发病及治疗中的作用研究进展 [J]. 山东医药，2021，61（20）：112-115.

[11] 李莉，李真. 表观遗传学在肿瘤诊断及治疗中的研究进展 [J]. 重庆医学，2008（11）：1248-1251.

[12] 李强，陈良，黄玉仙. 肝细胞癌治疗新策略：表观遗传治疗 [J]. 临床肝胆病杂志，2015，31（06）：870-875.

[13] 李小雷，王林波. 表观遗传调控剂在乳腺癌治疗中的研究进展 [J]. 肿瘤防治研究，2016，43（05）：413-417.

[14] 刘邦卿，杜振宗. 肺癌表观遗传治疗的研究进展 [J]. 广东医学，2015，36（13）：2106-2108.

[15] 刘志坚，孙英丽. 癌表观遗传调控与癌症治疗 [J]. 中国生物化学与分子生物学报，2011，27（04）：310-315.

[16] 陆俏颖. 遗传、基因和进化：回应来自表观遗传学的挑战 [D]. 广州：中山大学，2016.

[17] 陆嵘，房静远. 人消化道肿瘤的表观遗传学研究 [J]. 自然科学进展，2007（05）：568-572.

[18] 栾加强，杜振宗. 肺癌表观遗传学治疗的研究进展 [J]. 中国肿瘤临床，2013，40（24）：1570-1572.

[19] 苗昭艺，赵智刚. 淋巴瘤表观遗传学靶向治疗的进展 [J]. 中国肿瘤临床，2020，47（07）：359-364.

[20] 邵江华，王恺. 肿瘤基因表观遗传与分子靶向治疗 [J]. 中国实用外科杂志，2010，30（07）：535-537.

[21] 宋星睿，凌晓婷，赵楚斌，等. DNA 胞嘧啶的甲基化与去甲基化进展 [J]. 分析科学学报，2021，37（04）：473-478.

[22] 孙凌云，李星逾，孙志为. 原发性肝癌的表观遗传学及其治疗 [J]. 遗传，2015，37（06）：517-527.

[23] 王鹤洁，秦本源，王媛媛，等. DNA 甲基化与去甲基化调控脂肪沉积的研究进展 [J]. 中国畜牧兽医，2019，46（02）：519-525.

[24] 王丽娟，刘家熙. 表观遗传及表观遗传学概述 [J]. 生物学教学，2017，42（01）：2-4.

[25] 王攀，赵洪林，任凡，等. 表观遗传学在恶性肿瘤发生发展和治疗中的新进展 [J]. 中国肺癌杂志，2020，23（02）：91-100.

[26] 王震，李联运，吴旻. 表观遗传相关药物对癌症的治疗 [J]. 中国细胞生物学学报，2018，40（08）：1253-1263.

[27] 伍建中，刘衡，武琦梅，等. 影响表观遗传学的药物在炎症性肠病治疗中的研究进展 [J]. 中国药房，2020，31（22）：2806-2811.

[28] 细胞编程与重编程的表观遗传机制项目组. 细胞编程与重编程的表观遗传机制 [M]. 杭州：浙江大学出版社，2018.

[29] 肖遥，张华林，白莉雅，等. 哺乳动物中的 DNA 主动去甲基化 [J]. 遗传，2011，33（04）：298-306.

[30] 谢满云，唐仕波. 表观遗传调控在糖尿病视网膜病变中的研究进展 [J]. 中华眼底病杂志，2014，30（02）：212-216.

[31] 邢同京. 表观遗传与消化道肿瘤 [M]. 北京：科学技术文献出版社，2018.

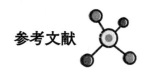

[32] 徐徐，范同强，黄有军．表观遗传学中染色质状态检测技术概述 [J]．生物学教学，2021，46（09）：23-25．

[33] 薛京伦．表观遗传学：原理、技术与实践 [M]．上海：上海科学技术出版社，2006．

[34] 杨瑾．环境、肿瘤和表观遗传学 [M]．北京：军事医学科学出版社，2014．

[35] 岳铭，徐海燕，张晓飞，等．胰腺炎：癌转化的表观遗传学研究进展 [J]．肿瘤防治研究，2021，48（03）：219-223．

[36] 张春芳，徐双兰，赵方允，等．表观遗传学在肺动脉高压发病机制和治疗中的研究进展 [J]．中国药理学通报，2018，34（08）：1041-1044．

[37] 张勇，陈浩平．骨髓增生异常综合征的表观遗传治疗 [J]．重庆医学，2010，39（10）：1292-1296．

[38] 周游，孔祥银，蒋敬庭．表观遗传修饰在肿瘤免疫治疗中的意义 [J]．中国肿瘤生物治疗杂志，2016，23（05）：727-732．